與牙共舞

那些病人留在診療椅上的故事

林峰丕 著

專文推薦

診間一隅思何事？口裡如何吐芬芳！

文／楊斯棓《人生路引》作者．醫師

落筆前一日，我受邀擔任鏡電視的節目《少年新聞週記》的特別來賓，由知名主播朱培滋專訪，拋接了十來個問題，其中有個相當有趣：「請問（身為一本書的）讀者跟推薦序作者有什麼差別？」

若某人翻過一本書，能說上關於該書的三、五句話，我認為他已能聲稱是該書「讀者」，但嚴格講，這只能算是「入門級讀者」。

「進階級讀者」也許可以利用從臺北車站到立法院旁風雅築養生會館這段車程內，跟素未謀面的Uber司機用五分鐘分享這本書的大致重點。

「高階讀者」能在聚餐時，興高采烈的跟摯友分享該書讓人深有共鳴之處，並引人頻頻追問，若然，這已經很接近一位稱職的推薦序作者了。

一個理想的推薦序作者，在我的標準，他至少得看過全書兩遍，用自己的話重新詮釋該書，盡可能不劇透的展現該書特色，以讓更多有緣人願意翻讀。

如果用一句話來定調本書，我會說，這本書的核心是林醫師以親身經歷分享：「口裡如何吐芬芳？」

「口裡如何吐芬芳」由林醫師來詮釋其雙關最具說服力，既揭示保持口腔衛生對每個人的重要性，也提醒人有話好好說，凡事論理退一步，別輕易動怒遷怒。

有一位醫學院校創辦人如此揭示其理念：「醫學目的在救人，醫人醫病要醫心，愛護病人如親人，不怕勞苦好醫師。」投資巨擘蒙格曾說：「反過來想，總是反過來想！」如果用蒙格思維去思考該創辦人的話，至少可以找到幾個問號。

第一，醫學的目的，除了救人，還有沒有其他目的，這些目的當中，有哪些更值得追求？

第二，「愛護病人如親人」，這句話乍聽很美好，但近來也有些書籍引領人們思考「親人」對我們的意義，譬如：《為何家會傷人：讓愛不再是負擔》，會不會有些「親人」反而更容易對我們情感綁架，要求我們在非上班時間仍得為他們提供治療？

第三，「不怕勞苦好醫師」這句話有多種解讀方式，最直覺的解讀是：不怕勞苦，方能成為好醫師、稱為好醫師。

請問一個醫師如果常常需要憋尿看診，如此「不怕膀胱勞苦」的人生，換得許多人口頭上的尊敬跟自己健康的日益折損，意義何在？試問醫師會不會猝死或過勞死？若然，他的家人又有誰憐？林醫師的大作中，一個又一個警世的親身經歷，都在幫這些問題找答案。

我不劇透林醫師的答案，我的版本如下：

第一，有本書叫《上游思維》。關乎口腔，具備「上游思維」的人，就是林醫師筆下每天刷牙非常仔細的人，這樣的人，連牙結石都不會太多，洗牙時不太會喊痛，他們若嘖嘖稱奇，林醫師的持論如一：

「no magic, only basic.」

第二，愛護病人是天職，但是用「親人」當丈量的指標，可能讓人無所適從。與其談「親人」，還不如談「契約精神」。誰遵守契約精神，誰才是文明人！誰不遵守契約精神，誰只是偽文明人！如果某診所是「全預約制」，那已預約者就不該遲到、不該爽約。

講最極端的狀況，如果家中至親過世，一時哀痛，又得處理眼前繁多事務而忘了自己該就診看牙，我想天下所有得知此事的牙醫師，都不會怪罪該人。但大多數的遲到者與爽約者往往都不是遭逢天人永隔，只是自己忘東忘西不慣用行事曆或對醫療行為踟躕猶豫。

有些遲到者趕到現場，又大聲嚷嚷要求要立刻看診，殊不知，如此將打亂其他準時報到者的看診時序。試問，該人若在郵局抽號碼牌排隊多時，好不容易叫號聲響，那一刻，他豈能容忍被插隊？

第三，任何一個醫師都應該僅承載合理的工作時數。勞苦不該視為勳章。如果醫術相仿，你願意給身心平衡的醫師問診，還是給疲倦又憂鬱的醫師檢查？一個患者遲到，縱使他願意等到其他病人看完，再讓醫師幫他看診，他不正是讓醫師加班的元兇？

如果每個遲到的患者都認為自己的任性只是根稻草，對醫師予取予求，那醫師真的會成了早晚被某根稻草壓垮的苦命駱駝。

如果每位患者都珍惜醫師時間、珍惜自己時間、愛護自己健康，從確實刷牙，從尊重自己的預約時段做起，這就是間接幫醫師「降載」，這已經功德無量。

林醫師大作如果比喻成一支冰棒，嗞下每一口冰，都在教我們「口裡如何吐芬芳」。

當我們依依不捨地舔著冰棒棍上最後幾口殘冰後，赫然發現，棍上刻著的金句是：醫人醫病要醫心。

作者序

關於這一路走來的晴雨

二〇二二年的冬天好像特別長，也特別冷，連我這個不怎麼怕寒的人，也幾度忍不住穿上了厚衣。

但是，這個冬季卻也令我感到格外溫暖，出版社敦促我要把這本書定稿，讓我抓緊了空檔努力與文字共舞，敲鍵盤的手喜悅而勤奮，怎麼好像很久沒有這種復活的感覺了呢？

林花謝了春紅，太匆匆。無奈朝來寒雨晚來風。

——李後主（李煜）《相見歡》

從醫不知不覺已近三十年了，我其實很少去算，免得提醒自己年華流逝，但是不算不代表歲月就會輕饒自己。我常常思索，這些走過的日子，究竟為自己留下了些什麼？

絕不是逐漸老花的眼睛、不是走樣的身形、不是戶頭裡增加的數字，也不是渾身的酸痛。雖然這些確實是劬勞的代價，但我更想留下的，是關於這一路走來的晴天雨天、花開花落。

不久前，我們剛開完畢業二十八年後的大學同學會，當年的青春瀟灑，而今個個都成了中年大叔大嬸。大家交換著生活上的新發展，有的人已經呈現半退休的狀態，診次減到最低，其餘的時間拿來讓下半場的人生活出另一種璀璨，像參加鐵人三項、馬拉松路跑、假日到鬧區當街頭藝人吹薩克斯風或積極參與公益活動回饋鄉里。當然也有的人孜孜不倦，仍然堅守崗位繼續鑽研精進，並已成為大師級的人物。也有同學靠金融投資身家翻漲好幾倍，現已過著閒雲野鶴般的生活，更有人兒子已成家立業轉眼要當阿公了……

我突然有種感慨，不知自己在這段時間裡究竟留下了什麼軌跡？已經有很多很多年不曾寫日記了，我想要是我再努力一點，應該可以幫自己多留下一些回憶，因為我寫的必然不是流水帳。本來就是如此，怎麼可能每天都過得一樣呢？就算工作的內容大同小異，也總會遇上不一樣的人，擦出不同的火花。

但是很多人並不這麼想，工作已經夠累人，只要安然過關就好，中間的過程就讓它像車子行進間車窗外每一盞忽倏而過的路燈，或許熟悉，卻又模糊。

這樣過日子也許比較輕鬆，但對我而言卻少了一縷靈魂，像一鍋少了調味的雞湯，還是能入口，卻不能偽裝好喝。

為了不讓自己工作了一輩子，卻只像南柯一夢，我心裡一直想把歷程記錄下來。很慶幸自己有寫文章的能力，每一個伏案的時刻，總是讓我平靜又幸福，就算有再多的不愉快，在每個寫作的當下，都像吃到了暫時緩解的強效止痛劑。說真的，早已習慣把寫作當成一種自我療癒的過程，只是以前我多半寫些跟工作不直接相關的東西，直到多年前，我主動接下一份牙醫師公會雜誌的專欄寫作。

我開始寫工作上遇到的事，如意的、不如意的，或是特別的人物與際遇。雖然發行對象僅限於牙醫師，我還是獲得了一些小小的共鳴。

幾年下來，也累積了數十篇文章，我想把它集結成書，除了當作自己執業生涯的一本紀錄，也讓讀者對牙醫這一行的甘苦有多一層的認識。

就如清代詞人納蘭性德所寫《長相思》其中一句：「山一程，水一程，身向榆關那畔行。」我雖不知還能從事這一行多久，但只要仍在這一行裡，我會繼續努力記錄其中的點滴，直到我寫不動為止。如果這是樂趣，我會開心享受；如果這是苦澀，我也會甘心領受。

目次
CONTENTS

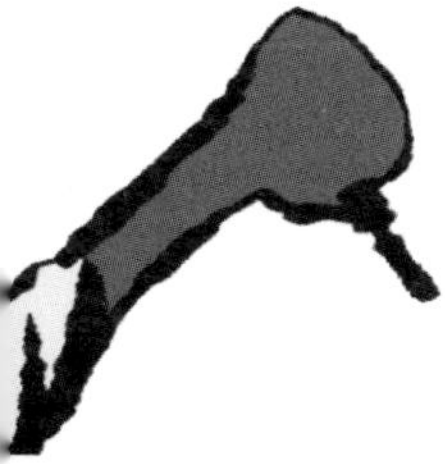

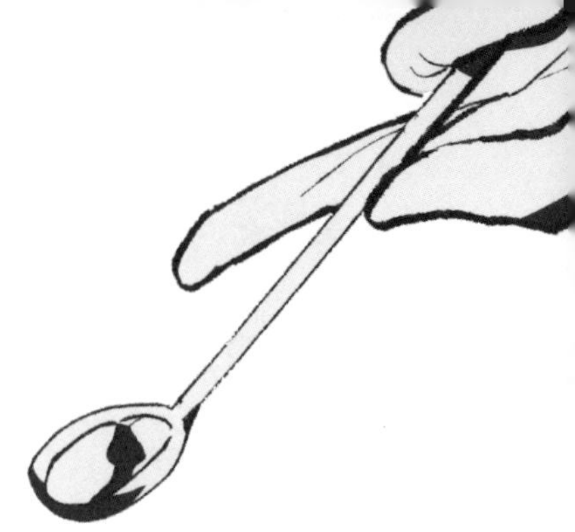

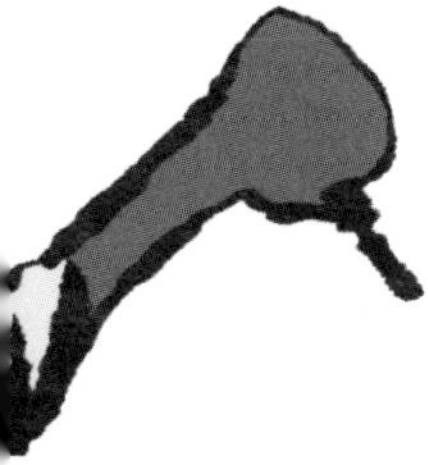

老爺爺的假牙

我常常在想，牙齒在一個人的生命歷程中，究竟扮演什麼樣的角色？學生時代，老師在課堂上傳授給我們的概念，不外乎是咀嚼、發音、美觀的需求；除此之外呢？還有沒有什麼我們沒想到的部分？

好多年前，我曾遇過一個很特殊的病例，患者是個八十多歲的老先生，來的時候坐著輪椅，意識已經不太清楚，陪著他的，是也年近花甲的女兒。

「醫生，我想幫我爸爸做一副假牙，請你無論如何幫他做。」

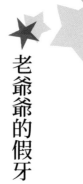

我看到行動不便的老爺爺，已經覺得難度頗高，再加上他的意識不佳，這才是最棘手的部分，因為他完全無法配合我的指令，光是檢查他的口腔，就已經讓我手忙腳亂、滿頭大汗。

老爺爺可能因為臥床已久，口腔清潔被徹底忽略，牙齒不是脫落，就是蛀到只剩殘根，牙床上處處殘垢，氣味更是重得嚇人。

「你們都沒幫他做口腔清潔，他的口腔髒得一塌糊塗。」我的語氣帶著些許指責。

「對不起，我們沒有住在一起，平時有個外傭照顧他，但你也知道，外傭是不可能幫他做這些事的。」

「這樣的情況應該很久了，他都怎麼吃東西呢？」

「我們都叫外傭把食物煮得很爛，這樣他比較不用嚼。」

「那既然這樣，又何必在這時幫他做假牙呢？」

「醫生，不瞞你說，我父親的狀況越來越差了，我們幾個兒女覺得他可能來日不多，雖然現在對他來說，假牙已經發揮不了太大的作用，但我們希望他回去的時候，能有一口牙齒戴著……」

我已經知道她的意思了，她想說的其實就是讓老人家到另一個世界時不會淪為「無齒之徒」。

「你們的想法我明白，但這真的不是件容易的工作，老爺爺連張口都有問題，更別說要幫他印模了，如果真的要做，我建議你們帶他到大醫院，讓做假牙的專科醫師來處理。」我委婉地回絕她的要求。

「拜託拜託，請你一定要幫忙，如果帶到大醫院，不知道要排到什麼時候，我爸爸可能沒有那麼多時間可以等，而且去一趟醫院那麼遠，對他也是一種折磨啊！」她以近乎乞求的口吻對我說。

「不是我不願意幫忙，這真的有點超乎我的能力了……」

「我們願意多付一點錢，只要你願意幫忙。」

「別誤會，不是錢的問題，真的是難度太高。」

「我們已經看過兩家牙科，如果你再拒絕，就是第三個放棄他的牙醫了，你就行行好、試試看嘛！」

我看她已經快哭了，實在不忍心再拒絕她，只好硬著頭皮接下這項艱鉅的任務。

你可能無法想像，我們三人光是把老先生「搬」到診療椅上，就已累得人仰馬翻，更別提印模的過程，那簡直像打仗。我得請助理幫他把嘴巴扳開，盡量將他的口腔擦拭乾淨，然後將一些不平整的殘根磨平，過程中完全不能噴水，因為怕他會嗆到。但他會一直不自主地合起嘴，我們只好走走停停，等印好時我們的手指已經被咬得傷痕累累。

活動假牙的製作需要來四、五次，每次都是勞動筋骨的「粗活」，可是已經接下了這個任務，只能繼續向前。做好的那天，他的女兒不斷向我們道謝，因為這一切過程她都看在眼裡，完全清楚我們有多辛苦。

我告訴她這副假牙可能離完美很遠，可能不會真的實用，因為很多細節都在妥協下完成，加上病人的肌肉也未必協調，就算有假牙也不一定能順利咀嚼。

「我知道，這副假牙他現在或許用不到，但離開時一定要有，這是我們最後能幫他做的幾件事之一……」語未畢，她已哽咽。

目送他們離去，我第一次認知，原來假牙也有非實用的意義，對活著的人、對逝去的親人皆然。我從不知道，我在治療病人的同時，可能也在治療患者的家屬。

課堂上沒有告訴我的，是如何讓病人與家屬都得到心靈的安頓。

口福幸福

黃照美女士是我的病人。

很多人可能不知道她是誰，但她在美食圈小有名氣。我原先也是有眼不識泰山，直到她送了我一本二〇〇八年她與文壇前輩簡媜女士合作的書——《吃朋友》，我才好好認識了這位來頭不小的貴客。

她的成長是一部曲折的血淚史，隱晦的部分有點像是泛潮過久後生出的霉斑，她必須與之共存，也只能與之共存。婚後的她日子沒有比較好過，夫婿飽受白色恐怖之苦，出獄後沒多久又發現罹癌，生活對她而言，是一關又一關的磨難，疲累而幽微。

詳細歷程有興趣的讀者可以自己去找書來看，我不在此詳述。我想敘述的是眼中這個堅毅又守信的女性。

她比我母親小了近十歲，是我要叫阿姨或大姊都有點尷尬的年齡，剛進我的診間時我覺得她很冷漠，可能跟她話不多又穿得一身黑有關。看得出來她很怕，但她絕不是那種一痛就呼天搶地的人，有幾次我明明感受到她的痛，她卻眉頭都沒皺一下。

光是這一點，就知道她是個嚴己寬人的人。

而且，她即使再痛，總還是不忘稱讚我的手勢輕、做事仔細，這讓我對她大大改觀，我開始覺得自己判斷錯誤，她或許是個外冷內熱的人。

後來她來的次數多了，果然印證了我的看法。她送了一本她的書給我，也會跟我聊一些她兒子的事（她唯一的兒子是個相當有才氣的創作歌手黃玠，關於這號人物容我另闢篇章來介紹），提到她兒子時，她又變成一個充滿慈愛的母親，眼神裡滿是光芒與驕傲。

從職場退下來之後，她就過著悠閒自在的生活，每天不是逛市場，就是找哪裡有好吃的，所以她戲稱自己是個「專業遊民」。她笑說：「看我的身材就知道我有多愛吃。」

不但愛吃，她更愛做菜與朋友分享，所以她有一票「飯友團」，成員包括了作家、音樂家、教授，常常到她家大快朵頤。雖然很羨慕，但我並不夠格加入這個團，只能從書中去感受那種觥籌交錯、酒足飯飽的暢快淋漓。

有一次黃大姊來看牙，看完後她對我說：「等天氣冷一點，我做東西來請你們吃。」

當時我以為她只是客套，隨口回應：「好啊，我會期待的。」說完後其實我也沒放在心上，日子匆匆，幾個月倏忽而過。有天一早，黃大姊推門進來，她興沖沖地問我們：「今天吃水餃好不好？」我愣了一下，還沒來得及回答，她就說：「中午等我一下，我現在去買菜，你們吃吃看我的餃子。」

她，像風一陣地走了，我，連婉謝的機會都沒有。

我其實是很怕麻煩人家的人，尤其像她要忙買菜、處理食材、做餡料、包餃子、煮好、再送來我們診所，我真的覺得很不好意思。但對於黃大姊這樣一位愛與朋友分享的人來說，這些都不構成麻煩，她反而最不願意聽到婉謝的答案。我知道謝絕她的好意是我的不敬，爽快的接受才是上策。

不到中午，她已經提著熱騰騰的水餃來了，不但有餃子，還有燙好的花椰菜與酸菜炒絞肉當配菜，實在是無話可說的周到。

那餃子，鮮香合一，就算不沾醬也好吃。蝦仁、豬肉、青蔥、芹菜巧妙地組合成一種我未曾試過的滋味；皮與餡的比例也恰好到讓人吃再多都不膩口，只是我與助理都撐到肚皮鼓鼓，因為她準備的分量實在太多了。

她見我們盛讚她的餃子，笑得合不攏嘴，直問我有沒有什麼不吃的？我說我胃口很好又不挑食，有什麼東西儘管放馬過來，她說那下次做一道麻油松阪豬肉來，保證好吃。

之後，我們吃了無數次她做的美食。甚至體貼到連續多年都幫我們準備部分年菜，雖明知受之有愧，收得卻一點也不手軟……

謝謝您，黃大姊，希望我一直能有這樣的口福。

愛唱歌的大男孩

喜歡到一些有創作歌手駐唱的地方（像女巫店、海邊的卡夫卡等）去聽歌的人，對黃玠這個名字應該不會陌生。

但就跟他母親黃照美女士一樣，黃玠第一次來我診所看牙時，我對他真的是一無所知。雖然我平常也挺喜歡聽流行歌曲，但偏偏完全沒聽過他的歌，可見他的作品並非主流的音樂。

他的牙齒不太好，他還曾因為這個問題被我念了一下，當時我的語氣還頗為嚴厲，認為他年紀輕輕，怎麼會把牙齒弄得這般糟糕，大小蛀洞叢生？

他總是不好意思地傻笑，客客氣氣地聽我訓話。

直到後來有一次，他的母親黃照美女士看完牙後，告訴我們：「我兒子是黃玠，他下個月要發第二張專輯囉！」我才驚覺這一對母子真是多才多藝。

其實單就外表，我真的很難判斷他是位發片歌手，因為他每次來，都是頂著一個亂如鳥巢的頭（就算現在他已出過五張專輯也還是如此），戴一副黑框眼鏡，穿著T恤、短褲，配一雙夾腳拖鞋，請問哪一位線上歌手是這樣穿著的呢？

後來他再來時，我故意揶揄他：「一個出片歌手穿成這樣，你是刻意低調嗎？」

他仍是一派溫文客氣：「不是啦！我平常就這樣穿，就算在臺上表演，我也都穿得很簡單。沒辦法，公司的預算不多，我要省吃儉用。」

真是個特別的年輕人，我想。

「唱片賣得好嗎？現在的實體CD不好賣吧？」我問他。因為我自己也固定出書，知道書籍、CD的銷量是一年不如一年，至少要能讓唱片公司或出版社不賠錢，才可能有下一張或下一本。

「是不好賣，而且我們的資源有限，不可能砸大錢買廣告，只能靠四處演唱來拉抬買氣。還好唱片公司老闆很挺我，給我的空間很大。」

像他這樣一個成長中屢受衝擊的孩子，不走岔路已屬難得，還能夠披荊斬棘、走出一條坦途，需要付出的努力與心血，外人難以想像。看他這樣努力，我忍不住想給他一點鼓勵，於是在他做假牙時，我給了他一些優惠。

我說，就算是對你新專輯的贊助吧！雖然數目不大。

他依然客氣地微笑道謝，禮貌地跟我們道別。

數週之後，他把那第二張剛出爐的專輯送來給我們，謙虛地要我們指教。聽完專輯時，我似乎還感覺到他那禮貌的微笑，一如遼闊草原上的和煦陽光。

我聽完他的歌，確實跟主流音樂有著相當不同的氛圍，但絕對可以感受到他的誠意。我可以了解喜歡他音樂的人為什麼要追著他在各個演唱點跑，因為他自彈自唱時，那專注的神情實在很吸引人。

在他的臉書文章中有這麼一段話：「我想，我們能做的就是讓自己更好，才能有餘力去幫助那些需要幫助的人。不斷的進步一定不是絕對的進步，希望我能一直保持這樣的熱情對待所有事物！」

這應該是他奉行的圭臬，也是他對自己的期許，其實跟我觀察到的他也相去不遠。

這些年來他確實在自己經營的領域裡大放異彩，像一個小小王國的國王（他也真的這樣稱呼自己），很高興看到他有一票死忠的王國子民，讓他的理想一直延續。

不粗魯的專業

如果要問：哪一個行業最常跟客人「喇舌」？我想答案該非牙醫師莫屬。

怎麼說呢？當然是因為我們常要拿支口鏡在病人的嘴裡翻過來拉過去，自然會跟舌頭有較多的接觸。如果你視舌頭為一個挺私密的部位，只有跟很親密的人才會有所互動，那牙醫師顯然常常突破了這道防線。

我看過不少病患，或許是第一次坐上診療椅，或許是害羞，他們不太願意張開嘴巴，好像裡頭藏了天大的祕密。這感覺有點像已經躺上婦產科診療臺的女生，卻抵死不肯把腿張開的掙扎。

但是，問題就是在口腔裡啊！不張開嘴要我們怎們幫忙處理呢？有些牙醫師可能耐不住性子就會直接開罵：「你這樣是要我怎麼看呢？我又沒有透視眼。」聽到醫師嗓門大起來，病人可能又更緊張，更不能放鬆心情受診。

越是遇上這種狀況，越不能來硬的，我通常會先跟病人來段「交心對話」。

「你現在一定很緊張、很害怕吧？」

「嗯……」病人點點頭。

「沒關係，這是正常的，沒有人不怕看牙的，不怕的才是怪物。」

病人微笑了。

「既然來了，把心情放輕鬆，把問題交給我，別把我當成敵人，我是幫你去除痛苦的，只有我們好好合作，你的問題才會早點解決。如果我們一直僵在這裡，你倒不如回家好好睡一覺。」

這時病人通常能卸下心防，願意張開口讓我檢視。只要願意開口，我就會給他鼓勵：「對，很好，就是這樣。」哪怕他只開了一條小縫，我也一樣稱讚他。人就是這樣，只要受到鼓勵，信心就會增加，當他發現其實也沒想像中的可怕，慢慢地就不會那麼抗拒了。

有病人告訴我，他之所以那麼怕看牙醫，是因為之前被脾氣壞的醫生嚇到，因為醫師超沒耐心，動不動就罵人，讓原本就已經很恐懼的他更如驚弓之鳥。他說，他以為牙醫師的脾氣都很大，實在很難坦然張口，我只好替那位醫師向他道歉，告訴他並不是每個醫師都是那樣的。

這時候我就能深刻感受到被老鼠屎壞了的粥是什麼滋味。

也有病人跟我說，他的牙齒真的很不好，平常就很不喜歡張口讓別人看到他的爛牙，現在到了牙醫師的面前，更是無所遁形。他很怕醫生會責備他疏於照護自己的牙，所以很難鼓起勇氣上牙科，就算進去了，也不太敢開口。

或許真的有醫師會責備他，但也必然是希望他能改正，以後別再受牙疼之苦。我告訴他不但不該害怕，反而該心存感謝，如果醫師什麼都不說，那他將來必定依然故我，牙痛還是會找上門。

有些女生把自己的口腔看得跟私密部位一樣，彷彿一張口就跟裸體沒兩樣，這種人要看牙勢必經過長時間的心理建設，而且非得要找到一個她非常信任的醫生，才會願意把問題交給醫生處理。這時候牙醫師不但要顧好本業，可能還要同時扮演心理醫師的角色。

我們因為工作之故，總是必須在病人的口腔進進出出，在我們看來理所當然、習以為常，但在病人心裡可未必如是想。課堂上沒教過的是，我們該如何把冰冷的口鏡探針伸進病人嘴裡？如何專業而不粗魯？如何不讓病人有被侵犯的感覺？

這都是在我從醫多年之後仍不斷在學習的事。

好好過，才能過得好

人老化的速度有時候遠超過我們所能想像。

近半年來，王爺爺每來我診所一次，都讓我跟助理心驚。因為他身體狀況一日不如一日，簡直已經成了另外一個人。

我還記得開業不久、他剛來看牙時，一個人健步如飛、聲如洪鐘。他總愛跟我們談他的兒子、他的孫子，說他們是如何優秀，又乖又孝順。那時他的孫子正好也在我們診所做矯正，他還會關心孫子的治療進度，問他何時能完成。

當時我們總覺得他很健談，雖然偶爾會因為疲於應付那些細碎的問題或對話而私下略有微詞，但看到一位老人家能如此健康生活，還是替他和他的家人開心。

大概四年前，有一次他的兒子來洗牙，主動提到老先生，說他因為中風而住院，雖然已無大礙，但接下來的復健還是不能免，而且因為家人上班的上班、上課的上課，勢必得安排一位看護，現在還為這個問題傷腦筋。

消息來得很突然，我們大感詫異，在心中祝他早日康復。

我的祖母過世前也經歷過幾次中風，因此我完全可以體會家人的辛苦。健康就是如此，擁有時都很輕忽，失去了才感覺沉重，除了病人自己承受病痛，身邊的人也一樣備受煎熬。

有一段時間我們沒再見到王爺爺，我想應該是他的休養期，再見到他時他拄著拐杖，身邊多了一位中國籍的看護，聽說是老家親戚來依親的，乾脆由她來照料老先生的起居。他的聲音不再宏亮如昔，步伐也徐緩許多，但精神還算不錯，仍跟我們道長論短、閒話一番。他俏皮地自嘲說：「我是鬼門關前走一遭，閻羅王還不想收我。」

此時看護在一旁接腔：「那是爺爺您運氣好，下一次可就不見得不收囉！」

她的心直口快雖然有點不中聽，卻也是實話，有了一次中風的病史，再來一次的機會就高很多。老人家聽了微慍，又回了一句：「我心地沒那麼好，你沒聽過禍害遺千年嗎？」

兩人你來我往、好不熱鬧，我們只能在一旁陪笑，搭不上話。我心想，他們平常大概就是這樣鬥嘴的吧？不過這樣也好，有個人陪著他說說話、抬抬槓，日子會好過得多，對他的病情應該也會有所改善。

原本以為王爺爺就會這樣漸漸康復，半年前再看到他時，竟是坐著輪椅進來。看護說，爺爺近來身體狀況明顯退化，不但雙腿越來越無力，連記性也越來越差，常常昨天說過的事，今天就忘得一乾二淨。而且因為逐漸不愛刷牙，不但口氣重，蛀牙也多了好幾顆。

當時我跟助理說，王爺爺可能已經有輕微的失智現象，這是一個不可逆的歷程，一旦啟動了，只會慢慢往壞的方向前進，幾乎無法好轉。

果不其然，接下來的幾個月，每一次見到王爺爺，他的狀況就更差，速度簡直像在溜滑梯。最後一次是他的看護自己來，因為老先生的假牙摔壞了需要修理，但他實在無法出門，只好由看護拿來讓我們處理。看護說爺爺甚至已經不記得我們這家牙科，直嚷著要去以前他住三重時的牙科，而那早已是三十多年前的事了。

聽到這裡，我跟助理都很感傷，面對年華老去，我們竟是如此無力。助理說，將來她老了，真不想晚景如此淒涼。我說，這不是我們能掌控的，趁我們腦筋還清楚，好好過日子吧！

是的，好好過，才能過得好。

一個溫暖假期

每到春節前夕，總是牙科的一個忙碌時段，很多人想趕在年節前，好好把自己的牙齒整頓一下。

每年到了這個時候，我總感覺自己好像有洗不完的牙、補不完的蛀洞。大家好像都把這個時間當成大掃除，非得等到此刻，才要來個歲修，病人覺得理所當然，卻害苦了我們這群牙醫師。

我記得某一年放年假的前一晚，我們照舊忙到很晚。就在看完最後一位約診病人準備關門打烊時，突然有個男子氣喘吁吁地推門進來，劈頭就是一句：「醫生，你們要休息了嗎？能不能幫我看一下，我的假牙好像被我吞下肚了，拜託拜託。」

雖然我們已經把診療椅保養好了，雖然我已經累到腰酸背痛了，雖然我歸心似箭，雖然我隔天就準備飛到泰國去度個溫暖的假期，但是，我沒有充足的理由拒絕他，還是讓他坐上診療椅。

我一看，他的一顆門牙的牙套確實不見了。我告訴他現在要做新的已經來不及，不是只有我們要休息的問題，負責鑄造假牙的技工所也都要放長假了，他的假牙勢必等到新春開工後才能重做。

「什……什麼？要等到年假完，那我這段期間要怎麼出門？我得去拜年，還要跟家人出遊，沒有牙齒我根本張不了口呀！」他的臉緊張到整個糾結。

我很想幫他，但實在愛莫能助，而且助理小姐們都急著要回家過年了，我也不好意思強留他們加班，只好跟病人說：「抱歉，現在我們真的無法處理，你要不要試著去大醫院掛急診，看看他們有沒有辦法？」

他顯然不想放棄，還是苦苦哀求：「大醫院更不可能幫我，林醫師，你就行行好，幫我想想辦法，不然我真的慘了。」

我想了一下，眼前唯一可行的方法，大概只剩幫他做一顆臨時假牙，等撐過年假，再來做正式假牙。只是助理有的要趕夜車，我也得回家處理明天要出國的事宜，我告訴他隔天我出國前還有一點時間，可以先幫他做個暫時牙套，但他一定要準時來，不然我就得去趕飛機了。

他如獲甘霖，連連點頭稱是，道謝離去。

除夕一早，他果然八點不到就來報到，為了不讓閒雜人等再進來干擾，我趕緊將鐵捲門放下，否則我真要出不了國了。我想很多做過臨時假牙的人都知道，它的顏色總是略為偏白，但這位客人原本的齒色卻偏黃，為了不讓它看起來太突兀，我還特別花了一點時間在表面補上一層顏色深一點的樹脂，讓色澤更自然些。

別看寫起來幾行字，從開始到完成還是花了近一小時，而且是沒有助理在旁幫忙的狀況。因為是臨時假牙，我還提醒他不可以用來嗑瓜子、啃芭樂、嚼口香糖等，否則下場可能會難以想像。

病人很滿意地起身，拿出一個準備好的紅包要給我，說是感謝我特別為他犧牲假期所花的時間。我一看，裡面竟是五千元新鈔，連忙跟他說不必這樣，但是他很堅持，因為我解除了他的重大危機，讓他這個年節不會「無顏見人」，這個代價太值得。由於我還必須趕去機場，沒時間跟他拉扯，只好收下，當作他假牙的預付款。

後來他再回來做假牙，還是滿口感謝。那年的春節很冷，我卻覺得格外溫暖，不只是我出國度了熱帶假期，也因為幫了別人一個忙。

這世上最值得的一件事，應該就是我們幫了別人，別人也實際受惠。

醫病緣

老先生好一段時間沒來診所看牙了，民國十五年出生的他，前幾年都還能自己拄著拐杖，定期來洗牙、補牙。

他雖然不是我診所裡最老的病人，卻是相當配合的老病人，不但很準時，甚至還提早到。我們跟他說不必這麼早來，否則還要等。他卻總是說，病人等醫生是應該的，要我們慢慢來。

或許就是這樣的體貼，讓我對他的印象很深。

他最後一次來時，是因為活動假牙摔壞了，他想要重做一副。當時的他行動已不再那麼方便，他的兒子攙扶他來，我還說他真是好福氣，兒子這麼孝順，他一逕爽朗地笑，神色透著得意。

我幫他取模，做了一副新的假牙。要戴回去的那天，老先生很客氣地跟我握手道謝，他說終於又可以好好吃東西了，沒有假牙的這段時間，讓他食不知味。

我當然知道他是客氣了，九十幾歲的老人家，胃口應該不會太好，假牙做得再精良，能提供的咀嚼力量還是有限，哪裡還能大魚大肉地大啖美食？我想他應該是不願自己成為「無齒」之徒。

我也很欣然地接受了他的謝意，因為如無意外，這很可能就是要伴隨他人生的最後一副假牙。

目送他離開之後，我就沒再見過老先生，日子在忙碌之中匆匆流逝，偶爾他的身影會閃過我的腦海，但一閃即逝，像夢境一般醒來就忘卻。

某天有個男人推門進了我的診所，我們原以為是看診的病人，他卻遲疑了一下。我問他有什麼事嗎？他才很不好意思地說：「請問林醫師還記得〇〇〇老先生嗎？」

「當然記得啊，您是……」我突然覺得他看來有些面熟。

「是的，我是他的兒子。」

「您好，爺爺最近還好吧？好久沒看他來了。」

「是這樣的，我父親上個月去世了，他過世前一直有交代我要來向您致意，說很謝謝您這段時間對他牙齒的照顧，尤其最後做的這副假牙他很滿意，讓他可以很放心的戴到另一個世界去。」

我像是被雷打到一般全身發麻，雖然明白這是不得不然的人生風景，近百歲的人瑞了，生命理所當然地進入倒數計時，但是真正與熟悉的人永遠告別，心還是會像一下子被拉入冰冷的北極海，整個凍結。

「這段時間一直在忙家父的後事，直到現在才比較有空，我沒忘記家父的囑咐，一定要來幫他完成，不好意思，占用您寶貴時間。」

我的情緒錯綜複雜，竟無法傳達任何想法，只能跟他緊緊握手後送他離去。

事後我仔細想想，我哪有真的做了什麼值得感謝的事？不過就是一個醫師的本分罷了。我跟他非親非故，絕對沒有給他特殊待遇，如果老先生覺得沒有被怠慢，真的只能說我們比較有緣，如此而已。

臺灣俚語有句話說：「先生（醫師）緣，主人（病人）福。」

醫師或許有醫術高低之分，但醫生跟病人之間的緣分卻是種很奇妙又難以言喻的互動。我絕不相信老先生的那副假牙完美得無懈可擊，但是或許他覺得治療的同時得到尊重與撫慰，所以也就對我更包容、更不嫌棄。

老先生的心意我收到了，雖然我很心虛，但也鞭策自己更努力去孕育跟病人之間的緣分。

醫病也醫心

醫師面對的問題，除了疾病本身，還經常伴有病人的心理層面。有些病人突如其來的情緒反應，往往會讓醫師措手不及，除非有經驗的累積，否則要一個新手醫生臨場接招，還真的相當為難。

我曾在剛畢業時看過一個退休女老師，她因嚴重的牙周病而必須被拔掉十二顆牙齒，當我如實轉述主治醫師的決定給她時，她的震驚完全寫在臉上。我雖然安慰她在治療期間會有臨時假牙可以戴，讓她不會有美觀上的問題，但她顯得相當頹然，似乎一時無法接受這樣的事實。

牙周病常常來得無聲無息，等你察覺時已經侵門踏戶，鬧得你措手不及，起因居然只是沒被清乾淨的牙菌斑。這些導致牙周病的細菌不斷地釋出毒素來引發我們自身的免疫反應，也造成支持牙齒穩定的牙周組織逐漸破壞，終至齒牙動搖。

在治療進行了一段時間後的某一次看診，這位退休老師突然對我說：「林醫師啊！你知道嗎，我差點就不想來治療了。」

「為什麼呢？」

「第一次來的時候，你跟我說要拔十二顆牙，我的腦子像被炸彈轟了一下，一片空白。你在跟我說什麼，我根本聽不進去，心裡面只想著我完了、我完了，我完了，我要變成無齒之徒了。」

「有那麼嚴重嗎？」

「那天在回家的公車上，我的眼淚像關不緊的水龍頭一直掉，還好車上乘客不多，不然可能以為我發生什麼事了。當時我還閃過一個念頭，乾脆下車從台北橋上跳下去算了！後來我跟我先生說我不想治療了，他還把我罵一頓，說我若不治療，將來可能連半顆牙都不剩，我才努力說服自己再踏進這裡。」

我嚇了一跳，從她現在陳述的平靜語調看來，我完全不知道她曾有這番內心掙扎，只以為她擔心美觀的問題。

有了那次的經驗，我對於要拔牙的病人總是格外謹慎，尤其是一口氣需要拔很多顆牙的患者，總要一而再、再而三的告知為何要拔掉這些牙，讓他們有足夠的提問空間，也讓他們有心理準備的時間。雖然我知道對他們來說，永遠不會真的準備好。

多年之後，我已經自己開業了，居然又一次地遇到類似的個案。

病人是個家庭主婦，進來時滿面愁容，樣貌比她實際年齡多了好幾歲，我直覺她的生活可能過得並不幸福。

檢查完口腔後，我忍不住搖頭，牙周病狀況相當嚴重，平時沒有保養的她大概有八顆牙是絕對保不住的，其他的也在危險邊緣。經驗告訴我，要小心地告知病情與治療計畫，態度不能太冷漠。

聽完我的說明，她並沒有太多的情緒波動，大概是因為她自己也知道狀況並不好，也很有心想做一次徹底的整理，我以為是我多慮了，她或許沒有我設想的那麼脆弱，於是我們約好下次的時間進行拔牙。

她很守時，再來時仍是略顯憂鬱的素顏，由於上一次已有了相當程度的溝通，我們就直接進入治療部分。過程很順利，其實嚴重牙周病的牙齒都搖晃得很厲害，可說是幾乎沒什麼難度的拔牙，這次的約診很快就解決了三顆。起身後她從包包裡拿出預先準備好的口罩戴上，想來是顧慮到美觀受損而稍加掩飾。

她在櫃臺約診時，突然要求我的助理給她紙筆（因為她正在咬紗布，不方便說話），她邊寫邊開始掉淚，我的助理頓時傻眼。我讓她把想說的話寫出來，只見她顫抖而潦草的寫下：

「我好難過，我的問題會不會醫不好？如果醫不好我就不想活了，我該怎麼辦……」

我跟她說：「妳放心把問題交給我，任何時間都不會太遲，妳自己要有信心，只要願意處理，結果一定會比現在更好。」大概是積鬱已久的情緒得到紓解，她擦乾眼淚後點頭向我們告別。

後來她一次次地漸入佳境，也比較願意跟我們分享一些心事，她先生長年在大陸經商，孩子又馬上要出國念書，整個家空蕩蕩地只剩她一個人，有話也不知跟誰說；加上牙齒不好，無法好好吃東西，身體一天比一天消瘦，讓她覺得了無生趣。

我說，再忍耐一下，等你的假牙做好了，你就可以好好享用美食，把之前少吃的都補回來！她難得地笑了，彷彿生活重新找到追尋的目標，像冬日裡稀有的一抹陽光，溫暖而珍貴。

做好假牙的那天，看得出她心情特別好，還上了淡淡的妝，當我把調整好的假牙幫她安裝後，拿了鏡子請她自己瞧瞧，她終於放下心中那塊大石。她說，現在才知道牙齒對一個人有多重要，沒有牙齒的日子她連門都不想出，逼不得已出門也一定戴著口罩，那種日子太痛苦，不是我們這種牙齒健康的人所能想像。

我完全了解，也把多年前那位退休女教師的例子跟她分享。她說，很感謝我們，讓她有勇氣繼續活下去，是我們救了她一命。我笑她言過其實，除了要她回去好好幫自己補一補，也提醒她要定期回來檢查保養；送走了她，我第一次覺得當牙醫師有這麼大的使命感。

幾天後，她送了兩罐自己醃的泡菜請我們品嘗，說是當作感謝我們的禮物，滋味好得不得了。不知為什麼，我覺得她比第一次走進診所時，年輕了好幾歲，不僅是外貌上的年輕，也是心態上的年輕。

醫病也醫心，是我這幾年來越來越覺得身為醫師該努力的方向，如果沒有處理心理層面的能力做基底，其實病人並沒有達到百分百被治療；就像一鍋湯若沒有好湯底，料再好也顯得不夠味。

我自己也還在努力學，也未必每一個案例都做得完美，但每一次的經驗都會讓自己的功力增加，那或許才是這個職業裡最迷人的地方。

勇敢穿越寒冬

一個好久不見的病人來看診，她是個中國籍新娘，嫁來臺灣超過十年了，終於拿到身分證，看似應該高興的她，卻一下子比上次來時蒼老許多。

「最近還好嗎？」我忍不住問她。

「唉，一言難盡。」她似乎看出我覺得她的不同。「家裡發生了一些變故，我先生現在狀況不太好。」

「他怎麼了？我上次看他都還好好的啊！」

原來他老公因持續頭痛去檢查，被診斷是腦瘤，醫生建議要儘快開刀，他們別無選擇，當然是乖乖配合。手術算是成功的，但醫師步出開刀房，卻對她說了不好的消息；他們原先在電腦斷層掃瞄影像上看到的腦瘤，在開刀時發現是個血塊，所以她先生其實是有腦溢血的問題，血塊清除了，但要持續追蹤，觀察後續的發展。

她以為只要小心照護，老公就會逐漸康復，但半個月後，她先生又開始劇烈頭痛，整個人快要昏厥過去，她只能在大半夜開車帶先生去掛急診。醫師又做了一次斷層掃瞄，沒想到血塊又出現，他們才發現並不是單純的腦溢血，而是有個隱藏在腦組織深部的動脈瘤；這個手術的困難度及風險都相當高，只要一個不小心，很可能就會變成植物人。

醫生的話對她來說像顆小型原子彈，炸得她腦袋轟隆作響。

她還沒從先生上一個手術的恐懼中走出來，就被宣告上個手術根本就是玩笑一場，現在更要重新去面對更大的難題——先生站在生命交關的當口。她當然還是選擇讓先生再開一次刀，但老公的未來卻全落在她的肩頭，她不敢去想會手術有什麼閃失的問題，家裡還有個年邁的婆婆和剛要入學的女兒，現在的她走在鋼索的中間，進也難，退更難。

她說，她的頭痛應該不亞於先生，腦子裡像是長了一隻鼓脹的刺河豚，那隻河豚還不知何時能消氣。

這算是自嘲式的幽默嗎？如果是，還真是黑得徹底的幽默。

小女兒在一旁天真的笑著，似乎完全沒有被父母親的打擊所感染。這樣也好，我心想，孩子還是不要太小就在滄桑愁苦中翻滾，這對她的將來會有很大的影響。我告訴她，爸爸媽媽最近都很辛苦，要乖乖聽話，幫他們加油；她認真地點頭，彷彿聽懂我的話。

這是個堅強女子的故事，她本以為嫁來臺灣能從此過著幸福快樂的日子，正當名正言順地成為這裡的一分子，老天爺就認為她的好時光額度已經用罄，又讓她陷入另一個試煉。

在臺灣沒有半個娘家親人的她，連能訴苦與暫時逃避的防空洞都沒有，除了硬著頭皮走下去，沒有更正面的積極選項。我們常要別人能感同身受，但這樣的事除非自己親身經歷，否則光憑空想像很難體會那種痛苦的十分之一。

這時有人一定會問：「她會不會後悔嫁來臺灣？」後悔又如何？能重新來過嗎？當初一定是愛得火熱，才會離鄉背井、遠渡重洋，如果後悔，愛就變得分文不值。我絕不問這麼沒營養的問題，務實的我，只會想著日子要怎麼過下去，即使困頓，只要尚有一徑可走，用爬的我也一定會爬過去。

人生是自己的，不論好壞，總要有自己的答案，只要還有做答的動力，一切都還有希望。春天不會只為某些人存在，它或許還有點遠，但總在那兒等你，等你勇敢穿越寒冬。

遲到，小心遲掉人生

牙科跟其他科別有個很不同的地方，就是我們通常需要比較長的時間來處理病患的問題，不像內科或耳鼻喉科，可能花個三、五分鐘就看完一個感冒病人。也因此，我們總習慣跟病人採約診制度，你只要按照約定的時間過來，不必再等待，浪費很多寶貴的時間。

這其實是個很好的制度，對病人跟我們都是。病人不必耗費大把時間只為等待看診，我們的治療流程也變得更順暢而有效率。但是我很怕一種病人，正確來說應該是厭惡，他是已經過了約診的時間才姍姍來遲，這對我們是相當大的困擾，因為如果幫他看，鐵定會影響到後面所有的病人；但如果不幫他看，又似乎太不通人情。

剛開業的頭兩年，我常常為此氣到得內傷，後來我決定堅守自己的遊戲規則，我為何要為犯規的人弄得自己緊張兮兮？多看這一個病人我不會變成富翁，少看了這一個我也不會喝西北風，如果他因為這樣而從此不來掛我的號，我也尊重他的選擇，因為那絕對不是我的損失。而我，也覺得沒必要去挽留一個對我沒有品牌忠誠度的客人。

這是一種篩選，也是一種對病人的教育；我一直認為病人是需要被教育的，如果遲到的病人被拒絕一次，也知道是自己的失誤，他下次就會提醒自己要準時。但若他發現即使自己遲到了，我還是會幫他看，那他絕不會學到教訓，下一次還是會遲到。

很多事或許可以容許遲到，但絕對不是所有的事。

有些事遲到還可以等待，有些事遲了就是遲了。

兩年前，有幾位過去一起學書法的老同學打電話來相約，想去探望當年我們的老師，當時我正好有一些課要上，就這樣緣慳一面。後來同學還告訴我，老師對於我沒能去頗感失望，我除了不斷道歉，也只能承諾下次一定出席。

無人能料的是，上個月竟傳來老師因心肌梗塞而猝逝的訊息，我聽到時一口茶差點噴出來，沒想到我遲了的那一步，是無論如何都彌補不回來的遺憾。

我深刻體會——遲了就是遲了。

看電影遲了，你還可以等下一場。

搭火車遲了，你還可以等下一班。

沒趕上花季，你還可以等下一次。

沒趕上特價，你還可以等下一波。

就算約診遲到了，也還可以另外排個時間，但當你發現，生命裡的某些花絮，你錯過了就是過了，連想另外排個時間都是天方夜譚。

被我拒絕的遲到病患，最常出現的反應就是先找藉口，然後道歉請我通融一下。當看我態度堅決，有一部分的人會惱羞成怒，罵我不通人情䠷什麼䠷，然後甩門離去。一部分是雖不高興，還是配合再另外約時間。只有大概十分之一的人是自知理虧，自動改約。

以前的我會因為不講理的病人而影響情緒，現在我多半一笑置之。如果他要把看牙當成逛便利超商，隨到隨看，我只能祝他好運；但我也想請這些動怒的病人想一想，如果他的約診時間被前一個遲到的病人莫名其妙地占用了，使他必須延後就診，甚至影響了醫療品質，他還會不會認為醫生應該要通融？

將心比心，很多事情就有了不同的答案。

有人說：「遲到總比不到好。」我不全然同意，某些狀況下，遲到其實等同不到，為免遺憾，還是戒除遲到的習慣吧！

從小禮物看人性

由於我們常會面對一些小病人，為了鼓勵或獎勵勇敢接受治療的小朋友，我們多半會準備一點小禮物來送他們。禮物當然不會是什麼高價位的東西，通常就是可愛的貼紙、動物的模型、實用的文具、美勞的材料等。

這些小東西看似不起眼，但總能發揮一些效益，只是我近來發現，這個效益也在漸次遞減中，可能過不了太久，這樣的手法就會不管用了。

為什麼？因為現在的孩子太幸福，父母平常已經買了太多昂貴的玩具給孩子，當然對我們送的小東西失去新鮮感。

我童年裡的玩具少得可憐，爸媽連零用錢都不給，哪裡還有餘錢買玩具？每每看著同學玩新奇的玩具，我只能強忍豔羨之心別過頭去。我不是那種吵著爸媽買玩具的小孩，既然沒有買玩具的命，也就認分地找自己覺得有趣的事來做，我在想如今我可以耐得住寂寞一坐就是幾小時寫東西，應該跟這樣的童年脫離不了關係。

當時，如果有個牙醫師會摸摸我的頭，拿個小玩具給我，我肯定會非常非常珍惜。

到現在我都還會跟父母開玩笑，抱怨他們從不買玩具給我，才讓我個性變得孤僻、不可愛。我小妹出生時，家境已略有好轉，但她也一樣沒有什麼玩具可玩，現在她已經是兩個孩子的母親，家裡的玩具卻滿坑滿谷。我知道她一定有補償心理，因為自己的童年匱乏，就希望孩子別有相同的命運，但我其實不完全認同這樣的做法。

孩子玩具太多，就會不懂得珍惜。家裡的玩具明明都還很新，孩子經過玩具店仍會吵著要買。如果是我，必定不會次次讓孩子稱心如意，因為孩子胃口被養大了，不僅需索無度，也很容易把父母的愛視為理所當然。玩具玩膩了就丟，不會愛物惜物，慢慢養成喜新厭舊的個性。

在我還是實習醫師的年代，我們在兒童牙科雖然也會送小朋友小禮物，但花樣絕對沒有現在繁多，頂多就是一些很普通的貼紙。那時的孩子似乎比較好取悅，給什麼就拿什麼，小小的貼紙便可以收攏他們的心，讓他們開開心心的離開。

一直到我開業初期都還沿襲這樣的「傳統」，但我覺得效果差很多，不少孩子根本不屑這樣的禮物，我們只好改變策略，送其他更具吸引力的東西。結果這變成一條不歸路，像毒癮一般越滾越大，不僅孩子要求自己挑禮物，如果沒有合他們意的禮物還會不高興。

我以為看到孩子這麼不識大體，他們的父母應該會跳出來責備幾句，但顯然太天真，真正會訓斥小孩的家長不到一半，有的父母不但不制止，還會以開玩笑的口吻對我說：「林醫師，你的玩具有點落伍了，該換些新花樣了吧！」

我只是笑一笑，雖然很想告訴他，我們這裡是牙醫診所，可不是玩具店，終究還是忍下來。如果父母是這樣教小孩的，小孩又怎麼會有正確的價值觀？怎麼知道每一份獲得都該珍惜與感激？

現在的生育率太低，於是每個孩子都被「惜命命」，父母疼愛孩子是天性，無可置喙，但當疼愛轉成寵愛，甚至溺愛，即使是天性也要遭到天譴。

一粒沙可窺見一個世界，從一件小玩具同樣可以看出一個孩子可能變成什麼樣的人，如果你認同性格決定成就與幸福，千萬別輕視這個小環節。

溫柔又殘酷的改變

一年容易又秋天，又見到落葉一片片。我可不是在唱懷念老歌，開業轉眼已經二十幾個年頭，實在有點懷疑，日子怎麼能這麼無聲無息地流逝？

我或許覺得快得意外，但當看到許多病人外貌的改變，又不得不相信時光是那樣結結實實地步步留印，沒有虛晃一招。

二十年，我看到了什麼改變呢？

有個十年前六歲的小朋友，父母才因為他要換第一顆牙而慌慌張張地帶他來求診，如今已是長到一米八的高一大男生。我和助理都還記得他剛來時那種驚懼的眼神，怎知二十年後會變成一個陽光爽朗、侃侃而談的帥哥？

當年小三的小女生，要她上診療椅簡直像把她送上斷頭臺，每次總要跟她媽媽演出三上三下的戲碼，才好不容易完成治療，如今呢？早已是亭亭玉立的漂亮空姐。問她還記不記得當年那個愛哭又難搞的自己，她只緋紅著臉龐傻笑，說自己也不知道那時怎麼會那麼怕？

當年還在念小班的男生，而今已完成大學學業，正在準備研究所考試。

當年準備考大學的莘莘學子，早已當了爸爸身為人父。

當年剛出社會的新鮮人，現在已經是知名公司的總經理了。

當年還帶新婚嬌妻一起來看牙，現在孩子都要上大學了。

不過，人生怎麼可能只有成長的喜悅？除了迎來，也必有送往；除了新枝吐蕊，也必有葉枯凋零。

前陣子有個老爺爺來看牙，他向來是由老奶奶攙扶而來，但這次卻是兒子帶他來，我們好奇問奶奶怎麼沒來？兒子私下告訴我們的卻是不幸的消息，老奶奶已經因癌症去世了。

爺爺跟奶奶差了十五歲，當年他們結婚時是老夫少妻配，我們怎麼看都覺得奶奶的身體狀況要比爺爺好得多，想不到奶奶反而會先走一步。爺爺高齡九十六了，渾身是病痛，但仍看得出當年帶兵的風範，眼神總是炯炯熠熠，話語也句句鏗鏘。

但這次來，爺爺明顯衰老了許多，削瘦的身形就跟風中菅芒沒兩樣，腰桿子似乎輕輕一折就會斷了。他的兒子至今還不敢告訴父親老奶奶已經辭世的消息，深怕爺爺會受不了打擊，只告訴他母親還在醫院靜養，但也不知能瞞多久？

他離開診所的時候，我心裡突然有種不捨的感覺，因為不知道還能不能再見到這位老爺爺。

當年還一心對抗癌症，接受化療的女子，而今仍是不敵病魔離開人世。

當年還活蹦亂跳的年輕小伙子，卻因一場車禍，現在只能臥病在床。

當年還叨叨絮絮向我們炫耀他出色孫子的老太太，現在失智到連孫子都認不得。

當年還口齒清晰、容光煥發的中年男子，如今卻因中風而行動不便、表情僵硬。

二十年啊，真是既虛幻又真實，既溫柔又殘酷。

這二十年，就在這些浮世變化中，有輕有重地走過，當約診本一本換過一本，名片一盒盒用掉，我才驚覺自己也已不再年輕，不再是當年那個充滿熱情與衝勁的青年。

再下去的十年，我肯定要碰觸更多的離合悲歡，閱讀更多的浮光掠影，我衷心地祈禱能有足夠勇氣與能量去面對。

小妹妹，請加油

牙醫這個工作表面上好像只是幫病人解決口腔方面的問題，其實有時候竟也能從中看到浮世人生。

有位開美容院的女客人帶著一個小六女生來看牙，我原以為那是她的女兒，她卻問我們：「如果女孩沒有健保，看牙要多少錢？」

解釋完費用之後，女子面有難色地說：「能不能算便宜一點？她媽媽現在被抓去關了，根本沒有錢讓她過生活。」

原來，女子並不是小女孩的媽媽。這背後還有個可憐的故事。

女孩的媽媽原本嫁給一個製造雪鞋的小開，住的是豪宅，開的是名車，本以為就此要成為好命的少奶奶，沒想到老公婚後本性表露無遺，吃喝嫖賭樣樣來。前三樣她都還能勉強不計較，但賭是個無底深淵，就算有金山銀山，也經不起賭的揮霍。

剛開始還只是打打麻將，後來花樣越來越多，大家樂、六合彩，什麼都參一腳。女孩出生後，他根本玩到夜不歸營，老婆怎麼勸都沒有用，好幾次人都還沒回來，債主就已經找上門，個個凶神惡煞，讓他們一家老小飽受驚嚇。

幾年下來，賭輸了幾千萬，女孩的媽覺得這樣下去不但未來沒指望，可能還會賠上家人的安危，於是當機立斷決定結束婚姻。離婚後丈夫沒有給她贍養費，連女兒的監護權也不要，公婆為了讓兒子遠離賭博，乾脆全家移民加拿大，她只好一肩扛起教養女兒的重擔。

憑著婚前學過的一點美容技術，輾轉來到我這位客人的美容院幫忙，原本生活還過得去，誰曉得厄運接二連三，老母親突然又中風了，搞得她分身乏術，不但美容的工作有一搭沒一搭，女兒也無法好好照顧。

近來可能景氣變差，美容的生意大不如前，收入銳減的她，為了張羅母親的醫藥費及女兒的學雜費，被逼到下海賣身，沒想到才接客三天就被警方逮捕，還上了報紙。已經夠窮了，現在還可能面臨牢獄之災，一家人的生活陷入困境，老闆娘看孩子可憐，答應先幫她照料一段時間。

這兩天孩子突然喊牙疼，她也知道沒繳健保費的他們根本無法用健保卡看病，但有病也不能不看，才問問看我可不可以少算一點。

聽了老闆娘說的故事，心裡一陣不忍，於是答應先幫小妹妹解決最麻煩的部分，錢的事就等以後再說吧！小女孩看來很懂事，有著超齡的成熟，大概是知道自己沒有驕縱的本錢，很配合地完成治療，也很有禮貌地向我說謝謝。

哎，小孩何辜！為什麼要承受這些不幸？

每次看到社會新聞裡的事件，多少有些事不關己的距離感，沒想到會真的遇上故事的主角。很多大人世界裡的醜惡，常常必須讓小孩莫名其妙的面對與承受，如果這是上天給的考驗，也未免太早了些，他們何來的能力接招？

很多人會怪女孩的媽媽嫁錯了人，嫁錯人的因素很多，或許也不能全怪她，她也不知道老公會是個嗜賭如命的人。但就算這是她的錯，也該算在她頭上就好吧！怎麼連女兒都要一起去領罪呢？

這樣的問題常常無法找答案，更別想要討公道；天道無親，被點到了，除了認命之外，還是認命。如果「天無絕人之路」是真理，除了鼓勵他們千萬別放棄，還能有什麼更好的台詞？

加油啊！小妹妹。

幽閉恐懼症患者

病人來看牙科，怕痛早已不是稀奇的事，也有怕車牙的聲音的、怕我們手上尖銳探針的、怕牙科特有的藥水怪味的。這些怕，我天天在接觸，早已見怪不怪，但有一次，我遇上了一位很特殊的病人。

一位患有「幽閉恐懼症」的病人。

她走進診間時看來已有些緊張，我原以為她就跟大多數人怕看牙一般，沒有太在意。當她坐上診療椅，居然開始盜汗，我嚇了一跳，問她說：「怎麼了，現在很痛嗎？」

「醫生，我現在很緊張，我有幽閉恐懼症，我已經去好幾家診所看過了，但是只要一進診療室，我就怕得直發抖，連氣都快喘不過來。」

我一聽，心中大嘆不妙，這樣的病人要如何治療呢？

「我看了一下，你們診所的診間算半開放式的，我想應該比較沒問題，但是不知為什麼，現在還是覺得頭暈噁心、全身不對勁。」

「沒關係，妳先休息一下。」我請她先到候診區坐著喝杯茶，然後想想應該怎麼「對付」這個病人。

說實在的，我從沒有這樣的經驗，相信很多醫師也沒有，可是病人來求診，直接把她拒於門外也不太合乎情理，我只好試試看各種可行之道。我的診療椅前有臺電視，我想如果讓她邊治療邊看（或聽）電視，應該可以轉移一些注意力。

看她情緒比較穩定之後，我請她再回到診間，然後問她喜歡看什麼節目？

「我啊，在家都看韓劇。」

我把電視轉到她喜歡的韓劇頻道，企圖營造一個她熟悉的環境，看能不能消弭她的恐懼，好像還真的有點效果，她總算可以穩定地坐在診療椅上。我心中竊喜，想說這個問題也難不倒我，一切不過事在人為。

沒過多久，我就發現自己高興得太早。

「醫生，我好像又開始緊張起來了，怎麼辦？」

什麼？才開始不到三分鐘耶！這效果也太短暫了吧？我只好停下動作，讓她坐起來。

「你再休息一下，等確定可以我們再繼續。」話是這麼說，但我實在沒有把握能再治療下去，我又不能把診療椅搬到戶外去。我在這片刻的空檔，其實已經做了最壞的打算，如果等一下還是不行，我就準備放棄，請她另尋高明。

助理也看出我的無奈，她私下跟我說，也只能盡量做到能做的，我們又不是萬能，總是有無法克服的狀況。我雖然也明白，但總有點不甘心。

「對不起喔！醫師，給你們添麻煩了，我們再試一次看看吧！」看到病人還想奮戰的態度，我想放棄的話到了嘴邊，又硬生生吞下去。

這次不但有電視，助理也牽著病人的手不斷跟她說話，我則抓緊時間盡量加快速度，感覺得出病人一直努力在撐，她大概也很怕再一次被放棄。經過三方努力，總算幫她填好蛀牙，雖然我覺得因為時間窘迫，做得不算完美。

病人起身時還是滿頭汗，我和助理因為全身緊繃也是汗流浹背，三人都好像剛完成一場百米賽跑。我們看著彼此的狼狽模樣，都忍不住要笑場，病人雖一直說著不好意思，但也有了卻心事的喜悅。

我不知道這算不算一次成功的治療，也無法保證再遇到類似的病例時能否適用，但這個經驗會永遠存檔在我腦中的記憶體。

從牙齒看性格

執業久了，其實從病人口腔狀況的良窳，也約略可以判斷這個人的個性。

很多人都聽過「牙痛不是病，痛起來要人命」這句順口溜吧！照理說應該會心生警惕，不要讓自己陷進要人命的痛楚中，但這樣的病人我們卻是天天都看得到。

如果你以為，痛過一次，總不會讓自己再犯同樣的錯誤了，然而很抱歉，一痛再痛的「累犯」仍舊比比皆是。

我仔細觀察了一下這樣的病人，低教育水平、低收入的底層工作者占了大多數，他們的嘴巴一張開，不是黑漆漆的菸漬，就是紅棕色的檳榔垢，幾乎找不到一顆牙是白的。而裡面的牙齒蛀的蛀、搖的搖，讓我不知該從何下手處理，問他們為什麼要等到痛了才來看？他們的回答也很妙：「我賺錢養家都來不及了，哪有時間來逛牙科啊？」

我一時語塞，如果他們真要為生活折衝奔波，我也不忍多所責難，但這真的是個充分而合理的理由嗎？恐怕並非如此。

如果他真是一家的經濟支柱，那就更應該好好照顧自己的身體不是嗎？如果他垮了下來，全家人要如何仰賴他？牙痛尚且如此輕忽以待，其他問題更可能得過且過、將錯就錯。如果一個人不能為自己的身體負責，說他有多大的能耐都是空話。

有的病人也很妙，當我告訴他牙痛的原因，他總是說：「你說的我都知道啊！我也是每天都有刷牙，但它還是要蛀，我能怎麼辦？」

我聽到這樣的回答，也不免想問他：「你是確實知道，還是一知半解？你是真的刷對了方法，還是胡亂刷個幾下交差了事？」

病人常常就無話可說了。如果這種生活上的瑣事都會抱著虛應故事的心態，更困難的事情要能堅持努力的機會是更高或更低，應該不難想見。

還有不少人自己做不到，也以為別人肯定都做不到。但我必須說，有的人是非常嚴守紀律的，就算我們不通知他，他自己也會固定半年來檢查並洗牙，連我都很佩服。

像這麼注重個人衛生又持之以恆的人，他的口腔狀況怎麼可能出大問題？而且根據我的觀察，這類病人通常自己在家刷牙也非常仔細，我們不需每次費心叮嚀，也不會有太多的結石或牙垢要清理，我跟病人都輕鬆愉快。他們常常讚揚我洗牙不怎麼痛，我都告訴他們：「這全要歸功於你，是你平常就做足了功夫，所以我不用太費力就能洗乾淨。」

這樣的病人是我最歡迎的。

他們會在乎自己的口腔衛生，當然也就對全身的健康同等重視，所以這一族群的人多半容光煥發、神清氣爽，笑裡都帶著春風。如果健康就是財富，那麼他們擁有的資產就比一般人多了許多，成功的機率當然也大得多。

我很怕遇上一種病人，總是不斷強調他之前因為不懂得保養，才會飽受牙痛之苦，現在知道了，一定會好好補強，可是每次一來，牙齒狀況還是亂七八糟，顯然仍未好好刷牙。我問他不是下決心要好好清潔牙齒了嗎？他卻又抱怨這些技巧太麻煩，學起來不容易……。

如果怕麻煩，如果知道卻不做，如果三分鐘熱度，那歷史必然重演。牙痛是一種很快速的現世報，對付的都是不肯愛惜口腔衛生的傢伙，會在這個問題上鬼打牆的人，人生必然也常走冤枉路。

由小見大，牙口好不好，也能看出一個人的處世態度。

黃湯下肚別看牙

一般會進到牙科來的病人，應該是疼痛的、略懷恐懼的、緊張的狀態較為常見，但至少他們是清醒的狀態。不過，我也有數次遇上喝得微醺的病人的經驗。

喝得微醺，表示他們還不到醉的程度，所以還能進行對話，告訴我他們的問題及需要我治療的部分。但問題是他們也變得多話、碎嘴、反應慢半拍，常常一件事要重複說好幾次，我也必須回答好幾次。

如果你以為喝酒的都是男性，那就大錯特錯，其實女性也有，且

「盧」起來也未必輸給男人。

他們說話雖不至於語無倫次，卻還是常常問三答四，如果問他是不是剛剛喝了酒？有的會老實跟你說才和朋友小酌了幾杯，有的說是剛從喜宴趕過來，有的說是為了壯膽所以才喝的，有的說因為太痛了看能不能藉酒麻醉一下，當然也有那種打死不承認自己有喝的酒鬼，但我的鼻子沒有壞，那濃濁的酒氣一聞便知。

無論如何，這些人都成了我的座上客，現在該傷腦筋的人是我。

第一件要傷腦筋的是，病人到底有沒有聽懂我的話？我解釋了半天的病情，他到底了解多少？還是我根本在雞同鴨講，他依舊在狀況外？

第二是，他同意的治療到底算不算數？這點對我們十分重要，因為只要一個不小心，我們收不到款項事小，成了醫療糾紛中的被告事大，他如果事後來個大翻供，說自己在意識不清的情況下做的決定無效，我們也只能自認倒楣。

第三是，如果我要上麻藥，可能要面臨打不麻或必須增加劑量的問題。因為病人如果是長期酗酒，可能已經對酒精產生耐受性，這時麻醉劑的效果對他們就會變小。我偶爾碰上很難麻醉的病人，一問之下通常都是有飲酒習慣或長期服用止痛藥的人，這會增加治療的困難度。

再來是如果病人要拔牙，也常會面臨止血不易的問題。因為酒精會促進血液循環，如果有傷口，血液不容易凝結，會延緩止血的時間，有時會造成病人的恐慌，擔心自己會不會失血過多。

此外，飲酒也容易讓病人的感覺失真，很容易因此把問題指錯，造成我們的誤診。比如說他明明是A牙痛，卻因感覺失準硬說是B牙，我們卻因為相信病人而治療了B牙，等他回去酒退了，卻發現痛牙根本沒被治療，很可能就要來找我們算帳。

有鑑於這些傷腦筋又難以釐清的責任，我通常會對這些病人先採最保守的治療方式（清洗、局部消毒、給藥），等他下一次是清醒狀態來時，再做正確的診斷與治療。這是保護病人，也保護自己的最好方法，我們沒有本錢去承受有理說不清的折磨。

有的病人很寶，才從上一攤的酒宴趕過來，看沒幾分鐘，又接到催促他赴下一攤的電話，如果這樣，又何必來看牙？看牙應該是在心情處於平穩的狀態，才能得到較佳的治療效果，如果來匆匆、去匆匆，不但病人心浮氣躁，醫師也可能受到影響，對雙方來說都不是好事。

我有同業的朋友說，他曾遇過一個醉鬼進來，不但瘋言醉語、大聲咆哮，後來還吐了一地，卻連句道歉也沒有就大搖大擺地離開，害苦了助理，也只能自嘆倒楣。

我慶幸自己沒有此等遭遇，也希望永遠不要有。

老太太的內心小劇場

這一天，診所前後進來兩位老太太，兩位互不相識，卻合演了一齣讓我難忘的內心戲。

先來的這位一坐上診療椅，就用濃得幾乎聽不懂的上海腔跟我說，她的假牙少了一顆，戴得極不舒服，連東西都沒法好好吃，真是苦啊！

我看了一下，告訴她假牙已經很舊了，除了缺牙，也跟牙床不密合，如果只是加牙齒，效果恐怕有限，最好能重做符合現況的假牙……話還沒說完，老太太哭了起來，我以為我說錯了什麼，她卻從包包拿出紙筆來，要我用寫的，因為她有嚴重的重聽，根本聽不到我說什麼。

我寫完後，她說她沒有錢做新的，請我幫她想想辦法，說著說著又哭了，說她想起過世半年的老伴，以前都是他帶她來的，現在卻只剩孤零零一個人。恰巧這時另一位老太太也進來了，聽到哭聲，循聲來問怎麼了？得知是最近喪偶，她竟抓起她的手說：「別難過，我昨天才辦完我先生的告別式，我們都要堅強，要好好過日子。」

我告訴她這位老太太重聽，她應該聽不到你的話，她於是輕輕拍了她的手，又走回候診區坐下。

我其實已經頭皮發麻，哪有那麼巧的事？兩位老太太，在幾乎差不多的時間進來，都遭逢喪偶之痛，其中一位還剛辦完告別式，要刻意去挑恐怕都不容易。

為了不讓老太太等太久，我請她先回家，等我把假牙處理好再通知她來，這樣也不會耽誤到其他病人的時間。老太太起身走出去，又與那一位老太太照了面，兩個人又並肩坐著搖頭掉淚，彼此握著手互相取暖，雖然沒說一句話，但兩人卻像心靈相通。

輪到另一位老太太進來，她竟然一樣是一顆牙斷了，必須在假牙上再加一顆牙。究竟是什麼奇妙的緣分與磁場將她們吸引來此，說實在的我完全不清楚，只能說真的很玄。

她跟我說，她原本之前就要來找我的，因為昨天要辦先生的告別式而被迫延宕，她心裡其實七上八下，因為那顆斷牙還在她口中，她很怕如果在告別式場合那顆牙就這麼掉了出來，那真是太尷尬、太失禮了。她說，她心中一直默默祈禱，希望老伴能保佑她別在當天出糗，還好老先生真的聽到她的要求，讓整個過程十分順利圓滿。

她有感而發，說人到了這般年紀，這些都成了常態。如果不能坦然面對生死的問題，只會讓自己走進死胡同。

「林醫師，你相信嗎？昨天我在告別式上一滴眼淚也沒掉。很多老朋友哭得比我還慘，反而是我去安慰他們。」

「我相信，就像您剛剛在安慰那位婆婆一樣。」

「不是我比她堅強，我當然也傷心難過，但是我不走出來，只會讓身邊的家人更擔心、更沒法回到常軌。反正我已來日不多，很快就可以去跟老伴相聚，一直哭只是浪費力氣。」她語氣輕柔而淡定。

醫師能給病人的，往往只是有形的治療，其實很多人可能更需要心情的安撫，這部分反而成了醫師的弱項，有時病友間的互相打氣，竟巧妙地補足了這一塊。這讓我想起多年前在榮總實習的日子，我們早上九點開診，老先生、老太太卻總是七點不到就坐在外面候診，那已經成為看診之外的一項聯誼，重要性絕對不亞於看醫生。

兩位老太太的一場內心戲，雖無聲，猶勝有聲。

【後記】

後來第一位老太太再進來我診所，塞了一張紙條給我：

林醫師：

昨日在您診間有一絲不禮貌之處，承您了解老年人之無奈。盡心幫我完成治療，我對您能尊重我這個老人家的急需，感到無上感激與感動，我不太會說話，又有重聽，僅以幾行字略表心意，以便日後回憶。

順祝健康快樂。

她握著我的手良久，我只能還她一個了解的眼神，希望她往後好好過下去。

不要自己當醫生

我們看診時，雖然很怕什麼話都不說，或是對我們的問話一點反應都沒有的病人，讓我們像在唱獨角戲，但如果遇上意見超級多的病人，一樣會讓人頭疼不已。

有句話說：「久病成良醫。」這句話在牙科中也常常化為現實，然而是否真的成為「良醫」，則有待商榷。

最常遇到的情況就是，病人闖進來，直接就告訴我：「醫生啊！我這個很簡單，點個藥就好了。」

我從不知有什麼牙科的問題是點個藥就會好，如果這麼簡單，那我們就不需要花那麼多年的時間來研習牙醫學，只要能找到這種點了就會好的藥，一切就大功告成。

如果我表示不以為然，告訴他問題沒那麼簡單，他就會板起臉來，反而質疑我不夠專業：「人家那個○○牙科都是這樣，幫我點點藥就好，為什麼你就不行？你們沒有那種藥嗎？那還跟人家開什麼診所？」

「很抱歉，我們就是沒有那種藥，如果別家有，歡迎你趕快去，不用在這裡耽誤寶貴時間。」我一樣很有個性地讓他碰釘子。

愛自己當醫生的還有另一群人，有的人牙齒明明搖到自己一扯就可以下來的程度，他卻可以告訴我：「醫生啊！我這個牙只有一點點發炎，你只要幫我洗一洗、開個藥給我吃就好。」

我如果回應說：「你這顆牙已經太搖了，應該要拔掉了。」那可就犯了大忌，他一定會聲色俱厲地跟我說：「誰說要拔的？它還好好的為什麼要拔？你們醫生就是這樣，巴不得把我們的牙齒拔光，你們好賺假牙的錢，不能這樣沒有醫德。」

天啊！我只是把實際狀況說出來，居然變成沒有醫德。

還有的人彷彿自己是刑警大隊長，一坐定就開始指揮辦案，告訴我要先照X光，然後哪一顆要補、哪一顆要抽神經、哪一顆要拔……他儼然已經有了一份完整的治療計畫，只是要我來當執行者，完全不打算聽我的意見。如果我說的處置跟他有所出入，他還會質疑我的專業，好像他才是老闆，一切老闆說了算，我不能有異議。

像這樣的病人，我通常也會請他另找高明，因為如果一個醫師要被病人牽著鼻子走，那還叫什麼醫師？我們或許可以一起討論病況、研究哪一種選項最適合病人，但絕不是變成病人來主導治療，這樣將來若發生問題誰來負責？

我記得有一次，有個病人希望換掉門齒的舊牙套，我幫他照了X光一看，牙根尖出現一塊陰影，於是我告訴他，根管治療應該要重做，等病灶消失了才能重新做假牙。病人覺得太麻煩，只希望能趕快換牙套就好，我說沒換之前如果你的牙齒有狀況，那責任是上一位牙醫師得扛；換了新牙套，責任就變成我的了，我不想為這樣不良的牙根背書。

病人很不高興，認為我在找碴，還說他保證將來出問題不會來找我負責。我說，這可不是你說了算，而且我有我的原則，恕我無法照辦。

想當然爾，病人會生氣，但不對的事就是不能做，我的經驗告訴我，越是怕麻煩，越會遇上麻煩，如果不想到時候難以收拾，絕對不能心存僥倖。他後來雖然拂袖而去，但我一點也不認為自己有錯，醫生本來就應該有所為、有所不為，明知是錯的還昧著良心去做，絕不是個好醫生。

過猶不及，意見過多的病人，一定不是受歡迎的病人。

先過自己這一關

一個病人來看牙，外表看來相貌堂堂、文質彬彬，是那種很容易給人好印象的人。

只是他走起路來竟有幾分踽踽，微笑雖然客氣卻帶點不自然。

「醫師對不起，我中風過，行動有些遲緩，要請您多包涵。」

中風？此人看來不過四十，中風對他來說似乎太早了些。說是太早，但我卻又看到越來越多年紀相仿的同學或學長、學弟，身體開始出狀況，痛風、血壓高的比比皆是。

我從不是個愛探人隱私的人，倒是他一派談笑自若，在看診的間隙娓娓向我說出他的這段歷程。

他有著顯赫的學歷，退伍後在知名企業工作，職務一路攀升，三十出頭就已經爬到高階主管，這樣的成績不知羨煞多少旁人。當時的他也有一位心上人，交往了兩三年，也到了論及婚嫁的階段。

沒想到老天爺竟跟他開了這麼大的玩笑，在沒有任何警訊的情況下，他中風了。突然間，他從一個生龍活虎的年輕人，變成臥床病客，事業、愛情在一夕之間成了泡影。

他說沒有警訊，我卻認為是他有意無意地忽略了。他那樣拚命地工作，怎麼可能不過勞？三餐不定時，偶爾還應酬，菸酒不忌，又經常熬夜，身體當然要反撲。他賣命來換錢，錢卻沒能幫他守住健康與愛情。

他擁有的，只剩下家人的關愛與支持。

「你當時一定很難接受這個殘酷的打擊吧？」我說。

「沒錯，可是我並沒有絕望太久，為了不讓關心我的人難過，我自己得先勇敢。我問自己，沒有了事業和愛情會如何？結果發現我還是能活著，從此就不再怨天尤人了。」

簡單三兩句話雲淡風輕地帶過，真的這麼簡單嗎？如果換成是我，我能如他一般處之泰然嗎？恐怕不能。

雖然知道生老病死皆是生命中的無常，自己學的又是生命科學，但這未必代表我就有足夠的堅毅，能隨時準備好接受這類意外的到來。所以，面對不可期的未知，我常抱著一種鴕鳥心態：寧願相信一切都是美好的，就算會有大災難，也不要因預知而惶惶終日。

以前也總認為，自己應該不會那麼倒楣，比自己過得更不健康者何其多，上帝再怎麼點兵點將，應該也點不到自己。但這些年看到身邊很多年輕人陷入病痛的折磨，我也開始思考，如果命運之神就是要跟自己促狹一番，我要如何去面對？

褪色的人生，是應該要繼續下去，還是乾脆成為生命的快閃族？

我寫過很多勵志文章，但我也沒有十足把握凡事都朝正面思考。說別人都很容易，輪到自己就換了一個腦袋，大概百分之九十五的人都如此。如果一定要花一段時間掙扎，我要給自己多久的時間呢？一個月、半年，還是一年？

看著病人離去的背影，我陷入深深的思索，生命不可能永遠靜好，當風霜雨雪來臨，我總得想辦法挺過去。就像體操選手最後落下定點，即使不夠安穩，也必須昂首揚起雙臂、微笑示眾，那是對人生的負責。

很難，我明白，但每個人都得學。

慮病症患者逛醫院

每一年總是會有這樣的新聞：健保局統計出有人可以一年用卡一千次以上。

這樣等於每天都要用卡三次，如果真是如此，他不就幾乎每天都在醫療院所穿梭過生活？

要是他身體狀況真的糟到必須每天看三科不同的診，也就罷了。但事實上這群人之中，很多是習慣沒事逛醫院的，只要一點小感冒、肚子痛或筋骨酸痛，就想找醫生開藥，反正健保費都繳了，不看白不看。

相形之下，會沒事上牙科的比例真的是少了很多。我想每個人聽到牙科第一個反應都是怕痛，除非有自虐狂，不然應該沒人會來自討苦吃。但說來你可能不信，還是有人三天兩頭往牙科跑。

最常見的還是假牙不適需要調整的病人，有配戴活動假牙的人應該很能體會，如果假牙不夠服貼，就很容易頂到牙床或因摩擦導致牙齦受傷，可能需要好幾次的微調才能漸入佳境，這其實不是病人的問題，有時候他們也很無奈，但為了戴起來舒服，也是不得不然的過程。

但我也曾遇到明明沒有問題，卻還一直上門來求診的病人，這就讓我非常困擾。

「醫生啊！你幫我看一下好不好？我覺得牙肉怪怪的。」

第一次我不疑有他，仔細地幫他檢查了一遍，並沒有看到任何問題，我幫他洗了牙就請他回去了。

隔天他竟又來了，還是一樣的台詞，要我幫他看一下。我覺得有點怪，不過為了怕真的有所疏漏，仍舊請他再坐上診療椅。

我徹底地再看了一次，還是沒看出任何異常，我問他是什麼地方不舒服？他又說不出個所以然，我告訴他沒有問題，不必太擔心，他便滿意地離開了。

當第三天他再出現時，我就很確定應該是他有問題了。我請他在候診區先坐一下，我打了一通電話到他家，是他老婆接的，她一聽到我說了頭，就知道狀況是什麼了。她說，她先生常常如此，搞得很多醫師很生氣，前一陣子是懷疑自己耳朵有問題，現在又輪到牙齒，怎麼說都說不聽，很傷腦筋。

我告訴她，這可能是慮病症，若檢查結果沒什麼問題的話，那可能要帶他上精神科看一看。她說，他已經看太多醫生了，她根本不想管他，要我把她先生罵一頓，他就不會再來煩我了。

我當然不可能照做，但這樣下去也不是辦法，他坐上診療椅，還是跟我說他的牙齦不舒服，他懷疑是不是長了不好的東西？我只好順著他的話尾往下說：「我認為應該不是不好的東西，不過既然你有疑慮，我建議你可以找間大醫院好好檢查一下，如果不是，也比較放心。」

這句話顯然奏效，他聽完後馬上就起身道謝出去，後來也沒有再出現。我覺得自己是把他踢給了大醫院，但如果我不這麼做，真的也不知如何收拾。

像他這樣的病人，我其實不只見過一個，他們或許不是真的想逛醫院，只是慮病症作怪，他們也身不由己。比起那些存心要揩健保的油、猛領藥囤積的人，他們還算是好的。

再怎麼說，醫療院所都不是個好環境，如果經常在這裡面逗留，健康的人也可能會增加很多感染的機會，愛往醫院跑的人應該要三思。

忍功高強非好事

當一個牙醫師，常常可以見識到我們同胞的「忍功」有多麼高強。

這天走進診所的是個二十多歲的年輕人，從他摀著半邊臉，眼睛瞇到快剩一條線，豆大汗珠冒滿額頭與兩鬢，我完全可以想像他有多痛。

「醫生，我快要疼死了，昨天整晚沒睡，你行行好，趕快幫我看一下吧！」

趁著空檔，我請他坐上診療椅。

他把手一拿開，天啊！左臉腫得跟麵龜差不多，不但腫，還紅得發燙。這種情況可不一般，已經是急性蜂窩組織炎了，他連嘴巴都張不太開，但我還是從他勉強微張的口中看到一顆又大又黑的蛀牙。

答案很清楚了，它就是罪魁禍首。蛀牙蛀到牙髓腔還是不治療，裡面的神經已經壞死了，感染區逐漸擴大，齒槽骨裡被化膿吃掉了一大塊，這些膿總要尋求一個出口，就會從離口腔最薄的地方竄出來，臉頰黏膜就是首選。

我問他，為何拖到現在才求診？這顆牙應該早有症狀，如果提早治療，絕對不會搞到現在這副狼狽樣。他支支吾吾像個做錯事的小孩，我也明白再多責問是無濟於事，但對很多這樣「蠻皮」的病人，實在很想抓起來打個五十大板。

因為怕看牙，所以強忍到最後一分鐘，結果是問題越滾越大，成了一個大麻煩，到頭來還是得來找牙醫，誰從中得到好處？

回到這位病人身上，現在該怎麼辦呢？他現在已經變成了蜂窩性組織炎，有必要住院以靜脈注射抗生素，先把發炎反應壓下來，再接著進行根管治療。病人聽我這麼說，眉頭皺得更緊了，他說他沒辦法再撐到去醫院處理，請我無論如何幫幫他。

我說，我可以做的有限，除了根管治療、局部清洗，就是給他藥物。如果狀況無法改善，還是必須趕快去醫院。他像汪洋中抓住浮木的泅泳者，不管我說什麼，只要我趕快幫他處理。

我只能搖頭輕嘆，既知今日，何必當初。

他的臉腫得太嚴重，我必須從有限的開口幅度見縫插針、勉力行事。雖然他的嘴張不大，但只要他一開口，那股濃濁的腐臭氣味就源源溢出，連站我旁邊的助理都忍不住要略略後退、轉頭避開。

她能避，我可不行，憋著氣繼續跟他的牙齒鏖戰。努力許久，完成初步處理，我要他回去後多用溫的食鹽水漱口，除了保持清潔，也可以讓淤膿儘快排出。

我的治療能不能有預期效果，有一半掌握在病人手裡，包括他是不是按時服藥、有沒有做好口腔清潔、他自己的免疫力夠不夠……我也只能盡人事、聽天命。

三天後，他再進來診間，臉明顯消腫許多，我稍稍鬆了口氣，是旁人無從察覺的。他的感謝都寫在臉上，直說多虧我救了他，讓他能有一夜好眠，我知道他一定嚇到了，所以很努力的遵從醫囑，才能讓治療達到效果。

救了他或許聽來言重，但也不能說是言過其實，因為像他的狀況，只要再延遲片刻，感染的區域可能就會沿著肌肉間的縫隙向外擴散，如果往下就會蔓延至頸部，向上更可能通過血腦屏障而進入腦部，兩者都是極可能危及性命的，新聞裡偶爾也會出現因此喪命的例子。

後來我問痊癒的他，同樣的經驗還想不想再來一次？

「嚇都嚇死了，我哪敢？」他的語氣既認真又誇張。

「是啊！最好不敢，那以後就乖乖來定期檢查吧！」雖然知道他鐵定是那種傷好就忘了痛的個性，還是希望他記取教訓。

牙痛是病，嚴重時也可能要命，「小不忍則亂大謀」可不適用於此。

一堂生死的課

在醫院工作的那段日子，是我比較有機會接近生死邊緣的時間。

有一次，我在看初診患者時接到一個病人，很年輕，才剛過二十歲。我一看到他的口腔，心裡就直覺不妙，陪伴他來的父親遞給我一張轉診單，原來是外面診所的醫師已經懷疑這個病人得到口腔癌，所以要他來醫院做進一步檢查。

他的父親很焦急的問我：「醫生啊！我兒子真的是口腔癌嗎？」

我心中雖然已有九成肯定，還是無法斷然跟他父親開口，只是告訴他：「確實有點麻煩，我幫你轉給口腔外科，他們會給你們正確的診斷。」

我想身為父親的他，應該還抱著一絲希望，雖然他也知道這個機率不太高。我帶他們過去口腔外科，也跟主治醫師稍微說明了狀況，他馬上幫這個年輕人做檢查。

「檳榔吃多久了？」

「沒多久啦！我都吃三十幾年了，他哪能跟我比？」他的父親搶著回答。

主治醫師在了解一些基本習慣的資料後，還是向這對父子宣布了壞消息，並希望他們趕快安排住院及必要檢驗。

「為什麼會這樣？」父親一臉頹然。「我吃檳榔、抽菸、喝酒三十幾年都沒事，他才吃幾年怎麼會生癌？」

身為醫師的我們只能面面相覷，沒有人能回答這個問題，只能說是老天爺開的一個玩笑，祂點到誰，誰就是那個體驗者。醫學研究向來喜歡回推歸納找出可能的致病因素，當我們想為某種疾病找元凶，最常用的方式就是把這群病人的共通處挑出來。

但是找出來又如何？就能完全解釋每個個案嗎？對於正常人而言這些統計數字純粹是數字，但對罹病者來說就是百分之百，永遠有意想不到的例外。

一直到現在，我還是無法忘懷那個父親無奈又難以接受的神情，他落寞地帶著兒子離開的身影，也讓我們唏噓。主治醫師跟我說，這個病人發現的有點晚了，若不趕快手術，其實存活率很低。

我想也是，因為那不規則的腫瘤已經快占據他半邊臉頰，在只能微張的嘴巴散放出的，是濃濁的惡臭，真不知他為何會等到這樣才來就診？我本以為這個年輕人會積極面對自己的生存問題，在走出口腔外科後也把這個病例拋諸腦後。

再被喚醒記憶已經又是兩星期後，我偶然間經過口外時被主治醫師叫住：「你還記得你轉來的這個Case嗎？」他把病歷遞給我看。

「記得啊！他手術了嗎？」

「別提了，他後來根本沒辦住院，自己跑去找什麼草藥偏方，外敷內服一起來，狀況只有越來越糟，今天才又回來找我，唉……」

「情況不樂觀嗎？」

「我很不想當壞人，但他們這樣做簡直就是自掘墳墓，如果不是看他父親太可憐，我只想送他們『嗚呼哀哉』四個字。」

無怪乎有人要說，可憐之人必有可惡之處。就算未必真的可惡，也確實有可議之處。

上次他來時，主治醫師其實就已經講得很清楚了，我真的不知道是講得不夠狠，還是講得太嚴重，讓他們覺得還有其他路可走，或是懷疑真實性。如果他真的不相信，我倒寧可他是去其他更具權威的醫院求答案，而不是自己在家當醫師。

病人自己可能無知、可能害怕、可能不願面對治療的痛苦、可能無法接受手術後完全走樣的臉型、可能擔憂漫漫無期的復健之路，也可能對往後人生產生絕望……有無限的可能纏絆著他，但他的父母、親友呢？怎麼也跟著一起盲目、一起做傻事？

手術時間拖得有些遲了，進行得有些勉強，為了要徹底清除癌細胞，切除的範圍幾乎是半邊臉；為了重建，還得從身上其他部分取骨頭及皮瓣來修補，接著還有一連串的化療等著他。有一次他來門診區做清洗換藥時，我看見了他，那真是不成人形，原本只在課堂上的幻燈片裡看到的案例，竟然活生生呈現在眼前，還是給我很大的衝擊。

我除了給他一個鼓勵的微笑，實在也無法多說什麼。

他幾乎無法開口說話，必須時時做吸吮的動作以防口水自嘴角流下，我知道他一定很痛苦，但沒有人能替他走出來。人生突然有了這麼重大的轉彎，對一個二十歲的年輕人而言，真的是太沉重，以至於在很多年之後，我只要看到嚼檳榔的年輕病人，還是常常會用這個例子來告誡他們。

主治醫師告訴我，預後其實有待考驗，他也沒把握能有幾年的存活率，他語氣中透出的無奈，可能也是很多醫師共有的經驗。醫師畢竟是人、不是神，除了盡本分將病人從死神手上搶回來，接下來的事還是要靠病人自己的造化，尤其是這些拖到太晚才求診的病人。

這個年輕人出院後我就沒再見到他，而過沒多久我也離開那家醫院，事隔多年，他是否安在？我並不清楚，但這個個案給我的影響卻相當深，我學習不再單從統計數字去解讀每一個病例，學習不為一時仁慈而淡化病人問題的嚴重性，該給病人迎頭痛擊時，還是得狠心下手，否則究竟是救他，還是害他，會成為模糊的灰階。

這一堂生死的課，我算是拿到一些學分。

轉念，於是心開

她笑得好甜，甜得彷彿要滲出蜜汁來。

她是我的一個病人，初診的那天窗外陽光燦爛，推門進來的她戴著大墨鏡，若不是要填寫病歷資料時她要求助理小姐幫忙代勞，我根本不知道她是個視障者。

說真的，我從沒看過那麼快樂的盲友，好像失明對她來說完全不是問題。她的開朗很容易感染給旁人，就算我們跟她是第一次接觸，她也把我們當成故舊一般談笑。第一次看診，我顧及禮貌不敢問她失明的原因，大概是到了第三還第四次時，我才問她這個問題。

「車禍。」她的答案簡明扼要。

「是很久的事了嗎？」

「喔，有十年了吧！不重要，反正現在這樣也習慣了。」

我問她怎麼可以如此豁達？她說，她不是沒怨天尤人過，尤其以前那雙大電眼是她五官中最自豪的部分，突然看不見一切，她還真想死。但是怎麼辦呢？她連要尋短都找不出方法，因為她根本連房門都出不去。

家人怕她想不開，幾乎二十四小時守著她，尤其她女兒，有空就陪她說話。那段日子反而是她跟家人相處最長的時間，她突然發現自己好像因禍得福，為了那可愛的女兒，怎樣也得讓自己再站起來。

所以她開始了一段跌跌撞撞的訓練之路，那些苦大概三天三夜也訴說不盡，身上大大小小的瘀傷成了歷歷可辨的戳記，但她不再有放棄的念頭。等到在家中行動自如，她又把觸角向外延伸到社區內，現在已經可以自行到附近洗頭、看病，或是到便利商店買點東西了。

說來雲淡風輕，但辛苦的程度可能僅次於登天。

我曾經自己在家模擬盲人作息，根本撐不了十分鐘就直接放棄，實在是太難了。

她說，她的家人除了是她最大的支柱，也成了她的出氣筒；盲人其實會很受挫，脾氣往往不太好，有時她脾氣一上來，就會對著家人開罵，家人全然地體諒，讓她的情緒有了宣洩的出口。後來她反而覺得不好意思，全家人為她做了這麼多，找麻煩實在不應該。

轉念，於是心開了。

眼睛看不見，她的心卻越明淨，越能感受周遭的細微變化。她說，她常可以從旁人走路、關門、放東西的聲音去判斷出他們的情緒，而且正確率相當高。這一點我並不懷疑，因為我也曾被她猜中。

眼盲，心確實可以不盲，甚至更炯炯有神。

面對她，我總有點心虛和慚愧，因為我一個明眼人，卻活得比她渾沌、低宕，更不及她的樂觀積極。當我看著她，雖然明知她一定看不見我，但我還是會不自主地與她的目光錯開，好像怕她會讀出我的想法。

我笑自己太膽怯，怎麼一個看得見的人還沒有一個盲人來得光明正大？我的閃避，不但反襯著她的坦率，也投射出自己顧忌太多，而顧忌的多半是無謂的事。

她或許曾經不幸，但她努力走出不幸，讓接續的人生開出一朵向陽的花。我呢？有沒有此等勇氣與毅力？

聽著她爽朗的笑聲，我才意識到自己還有太多不足。

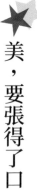

美，要張得了口

小時候，我們班上功課最好的學生，通常看來也都是最漂亮、乾淨、整齊的，彷彿所有的優點都集中在那少數幾個人身上。這樣的印象於是形成一種連結的制約，總覺得表現好的人應該相貌都不錯，而外表美好的人，也應該都是注重衛生的人。

這件事在很久以後，才慢慢地被打破。我很多大學時代的同學，成績當然都不錯，但長相就未必無懈可擊。而回到俊男美女的住宿處，更讓人傻眼，有的衣服亂堆亂掛、有的棉被完全不摺、有的垃圾桶滿出來、有的杯盤堆滿水槽、有的馬桶根本不沖水，掉下巴指數立刻破表。

這些都打破我長期以來的既定印象，怎麼回事？是我看到的人太少，還是這才是浮世之中的常態？

進入臨床工作，這樣的驚訝還是經常上演，有的美眉明明長得水噹噹，可是一張嘴卻滿口蛀牙；有的帥哥一表人才，才說話就完全破功，菸垢染黃了所有牙齒不說，口臭衝鼻而來，連兩層口罩都抵擋不了。

我很想問他們，難道平常都不刷牙的嗎？

可別以為只有尋常百姓才會如此，很多明星，甚或是好萊塢的國際巨星，在萬人迷的外表之下，個人衛生卻糟得令人不敢恭維。

我跟我的一些同業朋友都有幫藝人看過牙齒的經驗，螢光幕前亮麗的外表下，我們很難相信他們的牙齒會這麼差。我也看過一些八卦新聞，說銀幕上常飾演深情款款角色的大帥哥布萊德彼特，其實私底下既不愛洗澡，也不愛刷牙，常常是蓬首垢面地在片場晃來晃去。

我不知道這樣是不是會更有「男人味」？但跟他對戲的女演員應該要有過人的耐力吧？尤其他的戲幾乎每一部都會有親熱鏡頭，如果都不清洗乾淨，其實真的是為難了同戲的女主角，也很不禮貌。但礙於他的名氣與票房魅力，顯然只能任其為所欲為。

我當然不是說每個貌似潘安或美若西施的人都不愛乾淨，但不可否認的，這樣的人還真不少。我很好奇的是，他們擁有這麼好的本錢，為什麼卻在個人衛生上要如此放縱？有些人則是很努力在維持外貌的姣好，但其他部分就完全忽略，難道光靠一張臉蛋就可以萬事順遂嗎？

這些帥哥美女如果以外表自豪，勢必也想在眾人中脫穎而出，希望身邊有眾多好友圍繞，更期待能招來好桃花、成就好姻緣。但就像我說的，如果是滿口蛀牙或臭味逼人，讓他們一張口便遮遮掩掩，反而讓原本的好條件漸次扣分，這樣的人際關係怎麼好得起來？總不能永遠做個只會微笑的蒙娜麗莎吧？

我曾就這個問題問過不少人：如果你心儀的對象是一口大爛牙，或是口氣臭不可聞，你還願不願意接受他？有一部分的人願意給機會，但書是一定要限期改善，否則馬上說再見。另一部分的人則連機會都不願意給，直接「謝謝再聯絡」，轉身快閃。

不管哪一種答案，只要不改善，一定會出局，可見光靠美貌未必吃得開。人是需要時間相處的動物，外表或許可以瞬時吸引別人的目光，但很多生活上的小細節卻常在往來互動中被層層剝開，想讓身邊的人不會逃開，絕不能只是倚賴外表。

我深深以為，張得了口與靠得近身的美才是真美，相信很多人會有同感。

貪財與理財

一場世紀疫情，把很多人打得東倒西歪，其中也包括我的病人。

他是個退休了的娃娃車司機，之所以退休，是因為罹患了口腔癌，而這個口腔癌，又恰巧是我幫他發現的。

「伯伯，你的舌側長了一塊東西，我建議你去大醫院進一步檢查。」其實我大概已經九成五確定，但為了不讓他太震驚，還是用比較間接的說法。果不其然，他很快就回來跟我說了切片的結果——舌癌，我並不意外。

我本來要幫他介紹我的同學動手術，後來他選擇在臺大開了刀，再見到他時，他的左下顎被切掉了三分之一，舌頭幾乎也只剩右半邊，臉型完全不對稱，講話更是口齒不清。

他握著我的手跟我道謝，說是我救了他一命，開刀的醫師跟他說，如果再晚一點發現，拿掉的可能是半張臉！他邊說還得邊吸口水，不然唾液很容易就從他的嘴角流下。命是撿回來了，但他看起來並沒有比較快樂。

每次他來看診，總要求我們把電視轉到股票行情頻道，如果當天大漲，他就眉開眼笑；要是當天慘跌，他就罵聲不絕。我問他到底是做多大？他說幾乎把退休金都投進股市了，聽得我冷汗直流，也只能勸他要有節制。

前年疫情肆虐，股市曾經風光一度，那時他看來都是春風滿面，病容完全不見，他總愛說：「林醫師，找一天我請你吃飯，今天我又賺了十幾萬！」我雖然也替他高興，但總覺得有些隱隱地不安。去年農曆年後，台股一下子從一萬八千多點一路向下摜，到了五月中時，指數已經跌掉二千五百點。

這段期間，我看著他從大罵到無聲的嘆息，從賺了一筆到退休金只剩三分之二，他的衰頹全寫在臉上。他說有沒有牙齒好像也沒那麼重要了，因為根本沒胃口，就算吃了也是食不知味。那一頓要請我吃的飯，就這樣沒了下文。

我實在很同情他，但也不知如何安慰他，只能叫他想開一點，靜待股市回春。有一次他的太太偷偷告訴我，她很怕先生會想不開，因為後來他幾乎都不太說話，每天看完盤就只想躺著，哪兒都不想去。

我想同一時期跟他有相似症狀的人必然不少，吃不好、睡不好，不想看每天雲霄飛車般的盤，卻又不能不看。自己就像一條被擰乾的毛巾，明明已經很乾了，卻仍一直被扭轉，絲毫沒有鬆手的跡象。

還好他沒有去買什麼衍生性金融商品，也沒有做融資期貨，不然真不知他要靠什麼過日子？隨著通膨日趨嚴重，股海波濤似乎方興未艾，流失的指數不知何時會回來，那種心驚膽跳的日子不知還要撐多久？

他再度出現時，終於又露出宛如冬日陽光般的難得笑容，他說原本考慮要再回去開娃娃車，是兒女極力反對才作罷。我問他還在做股票嗎？他又發揮了臺灣人打死不退的精神：「做啊！為什麼不做？從哪裡跌倒，就從那裡站起來。」

我笑著搖頭，這種不屈不撓的精神要是拿來發展事業，想不成功也難。既然他是不做不歡，我就不潑他冷水，只勸他做小一點，多保留一點錢在身邊。

很多人都認為，用錢來賺錢比較快，卻沒想到用錢去賠錢的速度可能更驚人！黑天鵝走了不代表不會再來，金錢遊戲卻可能一次就令人傾家蕩產、永不得翻身，貪財與理財有著許多灰色地帶，怎麼走才不會誤觸地雷，實在考驗人性。

一場整人遊戲

身為一個牙醫師，雖已看過形形色色的人，對於病人某些話術或技倆已了然於胸，但不能否認地，我們還是會被病人所騙。

最常發生的是明明說要做假牙，連模都咬了，人卻消失不見，宛如人間蒸發，損失只好自己苦吞。要不就是騙我們沒帶健保卡、也沒帶錢，希望我們先幫他看，他會馬上來補卡，結果亦是一去無回。

這些騙，我們氣一氣、罵一罵，也就過了，不會真有什麼大傷害；但我有一次真的差點被騙得要做出令自己後悔的事，而這個事主居然只是個小學五年級的學生。

這件離譜的事開始於一位焦急的媽媽，帶著喊牙疼的兒子來求診，他所指稱會痛的那顆牙看來只有一點小蛀洞，從X光片上其實也看不出什麼名堂。於是我先幫他補起來，請他回去觀察看看疼痛狀況是否會慢慢減輕，媽媽就帶著小朋友離開了。

過了晚餐時間，媽媽又帶孩子上門，說他回去後越來越痛，痛到連飯都吃不下，問我是怎麼一回事？說實在的，我也很疑惑，但為了慎重起見，我把所有的牙齒都再檢查了一次，他還是說那顆牙齒痛，見他這麼痛我也很不忍，只好上麻醉做根管治療，還再三確認不痛了才讓他回去。

這個處置其實我有點心虛，因為實在不認為那顆牙有到需要做根管治療的程度，但我又無法找出更好的方法幫他緩解疼痛；就在我還一直耿耿於懷的時候，這位母親第三度拎著哭哭啼啼的孩子進來。

「醫師啊！他到底是怎麼回事？怎麼會一直痛呢？」

聽得出媽媽不但焦急，語氣也帶了點詰問的不耐。我除了蹙起眉頭，真的答不出半句話，只好再請孩子坐上診療椅。我問他是怎麼痛？他只是眼淚一直掉，那雙淚眼教人不能不相信他的確很痛，我就跟他說：「如果真的這樣一直痛，那我們可能要把這顆牙齒拔掉了。」

話才一出，小朋友淚停了，他睜著汪汪大眼問我：「醫生，如果我拔牙，明天可以請假不上學嗎？」我馬上嗅出其中必有蹊蹺。

「為什麼這麼問？你們明天有考試嗎？」我一針見血地問他。

他心虛地點頭，像是做壞事的小孩被逮到般慌張。真相已經大白，我強忍著怒氣對他諄諄教誨：「弟弟，你知道你差一點要損失一顆寶貴的牙齒嗎？只因為你想逃避明天的考試，就把我們騙得團團轉，這顆牙齒本來連神經都不用抽，如果真的被拔掉，將來你一定後悔死了。」

他媽媽聽到我這麼說，氣得當場要打他，我趕緊擋下來。我問他，為什麼想請假？他囁嚅地說，因為沒準備完，怕考試考不好。該說他是太天真，還是太糊塗？看著他母親邊向我道歉邊牽著他走出診間，一齣鬧劇於焉落幕，很難說是個Happy Ending，因為遺憾還是造成了。

由於不想考試，就計畫用犧牲一顆牙齒來逃避，這是我行醫以來看過最誇張的詐病事件，而且還是個小五生想出來的。而我，居然被他牽著鼻子走，若非他最後一句話露了餡，我可能因而成為誤診的庸醫。

是我的道行不夠深，還是現在的孩子太聰明？

醫生的職志在救人離苦，如果發揮專業的同時還要扮演福爾摩斯跟病人諜對諜，真是太為難我們了，醫師不該工作得像在參加整人遊戲。

我們或許不需被崇敬，但真心期望別被愚弄。

舞刀弄鏟出頭天

不知何時開始，教做菜的節目成了異軍突起的收視靈丹，許多網紅的烹飪頻道都有大量粉絲支持。

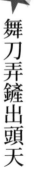

烹飪美食成了一門顯學，許多名廚如雨後春筍般一一現身，每位都被稱為「阿X師」，身價也一翻再翻，當廚師成了很多人的理想，「君子遠庖廚」也成了一句不合時宜的古語。

我的病人各種行業都有，其中當然也有廚師，有時我會跟他們聊天，說起來都是一本難念的經。有位廚師把袖子一捲，露出一道長長的疤痕。他說，那是被滾燙的熱油灼傷留下的。說的人淡如清風，我這個聽的人卻怵目驚心。

不久前，我才在開高溫消毒箱時不慎被蒸氣燙到手腕，時間不過兩三秒，下場卻是又紅又痛，而且過了近一個月都還看得到燙傷的斑跡，我真的很難想像這個廚師當時有多難受。

他說，這算得了什麼，身上大大小小的刀傷、燙傷不知凡幾，要選擇走這行，就別在乎這些途中的印記，否則還是趁早離開轉別行。他坦言，自己不愛念書，國中畢業就沒再升學，家裡也沒寬裕到能讓他吃閒飯，他總得找一條出路，當時看到有家餐廳在徵幫廚，也不管自己完全沒經驗，硬著頭皮就往裡面闖。

這一闖，居然也走過二十多個年頭。

「剛開始還真是苦。」他搖頭苦笑：「薪水沒多少，天天都被大廚電個半死，只要菜切得不合大廚的意，鍋勺、擀麵棍馬上就打下來。打破碗盤還得扣薪水，每天從早忙到晚，連坐下來喝口水都是奢侈的享受，一頓飯能好好吃完就要偷笑。」

真難為了這個青澀少年，國中畢業的孩子應該還在叛逆期，要能耐得住這樣的磨折其實不容易，如果是現在的草莓族，恐怕沒人待得下來。

他連學功夫都是偷偷觀察來的，大廚才沒那個美國時間慢慢教，他只能靠自己努力看、用心記，不像現在的新手，跟他們講了十次八次，同樣的錯誤還是會發生，連有人教也學得有一搭、沒一搭。

「現在想起來，我的腦筋應該還不賴，如果拿那個毅力來念書，說不定可以考上高中。」他邊說邊笑。

「如果那樣，你今天就不會成為出色的大廚囉！」我故意揶揄他。

「唉，要是能重來一次，我還寧可好好念書，不要走這麼多坎坷路。」

他的話是不是出自肺腑我不知道，很多人就算得到上天給的第二次機會，還是執迷不悔地走向同一條小徑。

這個飯碗捧得雖然辛苦，但他畢竟是熬出頭了，一技之長在身，走到哪都可以好好生活、溫飽無虞。

我想這些臺面上的名廚應該都是有些天分的，無可否認做菜絕對是一門藝術，如果不是打從娘胎就帶了些許伊尹、易牙的基因，只憑苦學苦練是很難闖出名號的。我自己對廚藝也略有興趣，但以我的資質，我只能大嘆：「有為者，『難』若是！」

既然「難」若是，我就輕輕鬆鬆享用他們提供的美食就好，鐘鼎山林，各守其志，我們總要學習當個好觀眾，欣賞不同舞臺上的表演者。那些刀光「鏟」影，還是留給大廚們盡情舞弄吧！

X人物

我們常用X來代表未知的事物，例如數學中的代數、物理中的X射線、影集裡的X檔案。X總有些神祕的色彩，而我們的患者裡，也有所謂的X人物。

什麼是X人物呢？就是完全神祕，拒絕透露任何個人資料，只想要我幫他看牙，看完他就走人，當成從來沒來過，船過水無痕。

這當然是不被允許的，尤其是現行的健保法規，每一筆病患的資料及就醫紀錄，都必須上傳至健保局，怎麼可能不填寫個人資料？但是當我這樣跟病人解釋，他馬上就會用「那我看自費可以吧？」來回堵我，不過我從不因此妥協。

就醫怎麼可以完全不留資料呢？若日後有糾紛時，要如何釐清責任呢？病人或許可以說他不在乎，但誰能保證他將來不會翻供？

通常我表明「很抱歉，按規定就是不可以」的立場，病人會有兩種反應。一種是掉頭就走，「此處不看我，自有看我處」；另一種則是繼續跟我周旋，企圖要我網開一面，但最後還是只能拂袖而去。

他們為什麼要當X人物呢？一種是不希望自己的個人資料有任何外洩的可能，或許是以前吃過這樣的虧，他們認為我們可能會把患者的資料出賣，引來一大堆垃圾郵件或詐騙電話，所以乾脆不留任何資料。一種是知名人物（像演藝人員或政治人物），怕這個全民狗仔的年代，我們會將他們的資料交給無孔不入的狗仔隊，讓他們不得安寧。

還有一種是被害妄想症患者，他們總覺得身邊的人都是虎視眈眈的特務人員，所以絕對不能把個人資料隨便透露，否則可能會被鎖定跟蹤，下場是生命財產堪虞。

這三種人我都遇過，但是最難搞定的是有被害妄想症的病人。

有一次我就碰到一個這樣的客人，光是跟她說明為何要留資料就花了十分鐘，好不容易這位女子完成病歷資料的填寫（其實我們也不知道她留的資料到底是不是真的），才坐上診療椅，她就一直焦躁地問我：

「你真的不會把我的資料外洩吧？」

「我保證不會！」我差點沒舉手宣誓。

「如果你洩漏了怎麼辦？」

「你可以去告我，還是你乾脆到別家去看？」我已經有點不耐煩了。

我終於洗完她的牙，正慶幸可以擺脫這號麻煩人物，她居然起身趁我們完全沒有防備的瞬間，一把搶走我放在桌上的病歷，三兩下撕個稀爛，然後丟下一張千元大鈔就奪門而逃，留下滿室錯愕的我們。

「要報警嗎？」助理問我。我搖搖頭，報警又有什麼用？看來她根本已經預謀好了，我們怎麼防得了她？

後來我學聰明了，病人一旦填好病歷資料，我們一定收在病人看不到的地方，防止這樣的人再度偷襲。

其實想一想，他們也挺可憐的，一直活在被迫害的想像中，人生想必不快樂。把自己變成一個X人物，也不是他們所願。了解到他們的苦處，我終能用比較寬容的態度來看待這樣的事情。

一款米養百樣人，X人物也許就在你我身邊，還是，你就是個X人物呢？

敢於做自己

最近，我的診所可以見到越來越多單憑外表並不容易一眼看出性別的患者。性別界線逐漸模糊或許是這世紀以來的一些突破，雖然還只是萌芽階段，但確實已經讓很多人可以更勇敢地做自己。

有個病患第一次來時，我們直接喊她先生，因為根本看不到她全身上下有哪一處像女性，更糟的是，她還取了一個十足男性化的名字。當她一亮出健保卡，助理小姐臉都綠了，因為她的身分證字號開頭是2。

助理馬上道歉改口稱小姐，她也很率性地說：「沒關係。」這一開口更讓我們瞠目結舌，因為她連聲音也低沉得像個男孩子般。

她似乎很習慣被人誤會了，一點也不以為意。就我從旁觀察，她的行為舉止其實跟一般男孩子全無二致，我想，她一定也認為上帝把她裝錯了身軀，如果要她穿上裙子和高跟鞋，她應該會彆扭到無法走路吧？

她是家中的老么，上面還有三個姐姐，也都是我們的病人，姐姐們對這個妹妹的外在，一點辦法也沒有。只能安慰自己，反正媽媽也很希望生個男孩子，就讓她去完成這個角色吧！

有正必有反，下面這個例子又是一絕。

他長髮披肩，臉上有淡妝，說起話來輕聲細語，秀氣的模樣實在很難令人一眼辨雌雄。

助理雖然有點疑惑，但因為有了前車之鑑，不敢再一下子把小姐叫出口，直到看到他的健保卡後，才確認這是位男性。

清瘦的他身形相當「曼妙」，腰肢比一般男孩子纖細許多，甚至不輸給一些女孩。手提的包、腳趿的鞋，無一不是名牌，連指甲上都塗著斑斕的彩繪。從背影看上去，很容易把他當成正妹。

你如果以為這麼女性化裝扮的他，性向必定異於常人，那可就猜錯了，陪他來的另一半，也是個不折不扣的漂亮美眉，兩個人在候診區打情罵俏的模樣，沒人會懷疑那不是一對情侶。

性別的定義，看來是大大顛覆了傳統既定的模式，當電視廣告裡仍常出現：「男人就該擁有這樣一輛車」或「女人就該擁有這樣一雙鞋」，這些或許還是落入舊思維的窠臼，沒有跟上時代的腳步。

我記得二十年前剛進學校念大一，當時有個大我們三、四屆的學長，總是把頭髮燙得捲捲、穿著香肩微露的衣服，甚至打荷爾蒙長胸部。講話嗲聲嗲氣的他，聽到我們叫他學長，總是蹬腳嬌嗔地糾正：

「要叫學姐啦！」

當時我們的反應總是既驚嚇又想笑，在那個還算保守的年代，他這些舉動不免引來側目與謾罵，但他很能調適自己，完全不受旁人影響。我想他要是晚出生個十年，應該會活得更自在、更快樂些。

我是個觀念比較保守的人，不過對於這些不同於大多數人的少數族群，倒不會有太多排斥感。很多老一輩的人，動輒以怪胎、變態、離經叛道的罪名按在他們身上，其實是過於沉重的。

上帝造人，可不是要我們生來互相歧視憎恨的，只要沒有傷害到別人，為什麼不能多一點尊重與包容？我的這些病人，除了外在雌雄莫辨之外，其餘的部分與一般人沒有不同，何須視之為異類？

或許敢於做自己的他們，其勇氣更值得你我學習。

請尊重遊戲規則

雖然我總是想做一名讓所有病人喜歡的牙醫師，但我必須承認，有些病人就是無法讓自己願意討好。

在牙科，約診制度已經行之多年。在此我要先講一下，為什麼牙科要這麼強調約診？這是因為牙科看診的屬性與其他各科不太相同，你看個感冒可能三、五分鐘就起身走人了，看牙齒少說也要十來分鐘，長的話半小時、一小時，甚至更久的也不奇怪。如果不事先約診，醫師未必有時間幫你看。

但很多人完全不把這一套放在眼裡，他總覺得看牙就跟看感冒一樣，可以隨到隨看，為何要先預約？有的人更天才，彷彿自己當醫生，他會告訴你：「我這個問題很簡單啦！只要洗一洗、點個藥就好，不會耽誤太久，你先幫我看一下。」

根據我的經驗，這種人十之八九都不是這麼簡單可以搞定，如果真的傻傻地聽他的話先幫他看，那肯定會耽誤到後面的約診病患，這樣就失去原本約診的意義，而且對已經約診的人也不公平。

到現在我會跟病人起衝突的，多半還是為了這個問題。

有一次，一位媽媽帶著念國中的兒子來求診，助理依照慣例先問她是否有預約，這位媽媽沒好氣地說：「牙齒突然痛起來，怎麼可能先預約？」

「不好意思，我們今天都已經排滿患者了，可能要跟您另外約個時間。」

「不能通融一下，讓我們插個隊嗎？他現在真的很痛耶！」

「真的沒辦法耶！您若要現場等，我不能確定您要等多久。」助理小姐一臉抱歉及為難。

「什麼嘛！看個牙那麼麻煩，還要先預約，走走走，我帶你到別家去看，有什麼了不起……」說著拉起她兒子的手就往門外走。

「不好意思喔，對不起。」助理還在陪笑臉。

這一切的對話都聽在我耳裡，由於我還在幫病人看診，雖然是一肚子氣，也沒辦法跟那位母親爭辯。如果當時我手上沒病人，鐵定會跟那個媽媽吵起來。不過病人似乎看出我的不高興，趕忙安慰我：「有的病人就是這麼『盧』，一點都不講道理。」

我說：「是啊！我可以體會每個人都把自己的問題看得最重要的心態，但你至少要尊重一下其他排隊的人，別人的問題難道不重要？人家為什麼要平白無故讓你插隊呢？」

「我就是這樣才會來你這裡看牙，以前我去另一家牙科看病時，他們明明跟我約好了三點，我準時到了卻還有兩個人在我前面排，等看到我的時候已經快四點了。」

「這樣確實有點離譜。」

「何止這樣，他在看我的時候，旁邊那台治療椅上還有另一個病人，他就這樣兩邊輪著看；結果另一個病人說要做假牙，他就過來跟我說幫我清一清就好，我看他根本是忙著要賺假牙的錢。」

「然後呢？」

「然後我五分鐘就被趕下來啦！我的問題根本沒解決，氣得我決定不再到那一家去了。」

我心想，是啊！大家總是要有切身之痛，才會知道遵守遊戲規則有多重要，如果自己也不願意受到這樣的對待，又何必去為難別人呢？

原本以為這件事就此落幕，沒想到稍晚診所居然來了一個男子，一進門語氣就很不好：「你們這裡生意很好喔！聽說看個牙還要先預約啊！我想看牙要約到什麼時候？」

我的助理以為他是真的要預約，還認真的翻約診本看時間，那個男的馬上繼續嗆聲：「剛剛我太太帶我兒子來看牙，他都已經痛得要死了，你們還要他約時間，到底有沒有醫德啊？賺錢不是這樣賺的！」

我才知道他是那孩子的爸爸。聽他這樣無理的謾罵，我實在忍不住跳起來跟他對罵：「先生，你說話客氣一點，什麼叫沒有醫德？你孩子牙痛是我們害的嗎？如果不是平時疏於照顧，怎麼會突然痛起來？我們還有其他病人，哪一個不是不舒服才需要來看牙，別人憑什麼要讓你先看？這跟我賺錢有什麼關係？我就是不想賺黑心錢，才叫你們約時間，不然我也可以隨便幫你們看一看啊！多看你一個我不是賺更多嗎？何必把你往門外推？你如果不喜歡我們的遊戲規則，大可到別家去，這條路上不是只有我們一家牙科！」

我連珠炮似地一輪猛攻，連讓他見縫插針的機會都沒有，事實上他也被我轟得說不出話來，只能悻悻然地說：「會啦！我會考慮到別家去看啦！」

「不用考慮，歡迎你趕快去！」我看他是語無倫次了，要去別家還有什麼好考慮？

那人離開後，助理一致起立鼓掌，為我那番義正詞嚴，也為了這一口惡氣。有些病人太過不可理喻，凡事只以自己的利益為出發點，只要不能滿足他的需求，一律都是別人的錯；如果不靠集體的規範，他永遠不會認為自己的觀念有問題。

提到這裡，我也不得不批判一些只向錢看的同業，好像不能錯過每一個上門的客人，只要有人求診，不管自己有沒有足夠的時間都讓他掛號，這樣當然會養壞病人的胃口。況且一個人的時間是有限的，如果原本打算用三十分鐘看一個病人，現在卻臨時擠進另一個病人，我們勢必要壓縮每個病人的看診時間。如果原本三十分鐘可以做得完美的處置，被迫要在一半的時間內倉卒完成，你認為還能做得完美嗎？

答案其實很簡單，每個人心裡都有數。如果你不希望自己的看診時間被剝奪、被縮水，就不該對醫師做無理的要求，就更該支持約診制度，這樣才是個讓醫師願意傾囊付出的好病人。

親身經歷買教訓

有時候，當一個醫師的難處常常在於，我們的建議明明是站在為病人好的出發點，卻會被曲解為我們想賺病人的錢。在牙科裡，最常見的就是根管治療後的假牙製作。

在我剛畢業的頭兩年，總是克盡己責地對做完根管治療的病人諄諄教誨，希望他們能做個牙套把好不容易治療完的牙齒保護起來。這可不是我自己說了就算的，課堂上師長便是這樣教我們，因為根管治療後，牙齒失去了養分的供給，也就失去了活性，齒質會漸漸地變脆，若是不小心咬到太硬的東西，下場可能是好好的牙齒一分為二——裂開了！

牙齒一旦裂開，就沒戲唱了，下場便是拔掉。如果勉強留著，不但一碰到就痛，還可能腫起一個大膿包，等你忍受不了，還是得求牙醫幫你拔掉。挨針是免不了，將來如果想做假牙重建，可能要連同前後的牙一併套起來，原本只需要花一顆假牙的錢，現在硬生生得多付三倍；若選擇植牙，費用更高。不僅牙痛，心也痛。

原本以為自己省下了錢，現在卻得加倍付出，自以為聰明，卻因小失大，這樣的例子我在臨床上不知碰過多少個，張太太就是其中之一。

她看起就是個很精明的主婦類型，凡事都以「省」為最高指導原則，若不是掛號費及部分負擔都是固定費用，她可能也想殺價。果不其然，根管治療完，當我向她建議做牙套時，她的防衛性格就立刻出現了：「醫師啊！真的需要做牙套嗎？我覺得用補的就可以了啊！反正我又不常吃硬的東西。」

或許早料到她會這麼說，我連爭辯的力氣都省了，就順應她自己的決定。「好吧！既然你想用補的，我們就幫你補起來，但我還是要再一次提醒你，千萬不要咬太硬的東西，裂了就沒辦法救囉！」

「我知道我知道，不會的啦！」她大概也很意外這麼輕鬆就說服了我，事實上是我不想花時間打口水仗。

我不知道自己這樣是不是有點不負責任，但怎麼樣叫做負責任？如果我拚命說服她做牙套，就叫做負責任嗎？恐怕她不是這麼想的吧！她可能會以為我是千方百計要挖她荷包裡的鈔票，我真的不想被這樣誤會，只好把責任回歸給病人本身，反正我已善盡告知之責，其他問題已不在我能掌控的範圍。

病人離開了以後，這件事當然也就很快地淡出我的腦海，每天都有新的病人、新的狀況，我不可能把某個事件一直掛在心裡。一直到好幾個月後，這件事突然又重新在我的診間發酵。

「醫生，怎麼辦？我的牙齒裂開了！」
我一時還沒意會過來，只覺得這個病人很眼熟。
「我也沒咬什麼硬的東西啊！昨天才吃根香腸，我就聽到喀一聲，牙齒就變兩半了。」
「香腸？怎麼可能。」
「是啊！可是它真的裂了，我也覺得莫名其妙。」
我仔細看了一下病歷，又看了一下她那顆牙齒，突然間所有的記憶重回腦海，她就是那位精打細算的張太太。
「張太太，你裂的就是上次我們根管治療的那顆牙啊！我已經跟你說過，但你當時不願做牙套，堅持要用補的，現在真的裂開了！」
「怎麼會那麼容易裂呢？香腸又不是很硬的東西啊！」
說真的，我也無法回答這個問題，它要裂的時候，所有的食物都可能是幫凶。我雖然也不樂見這樣的情況發生，但也不得不對病人不聽建議、以身試法而有「自作自受」的念頭。

「那怎麼辦？現在做套子可以嗎？」

「你的牙是從中間劈成兩半，只能拔掉，現在做套子太晚了。」

「連你也這麼說……唉，早知道當初就聽你的，真倒楣！那做三顆有沒有比較便宜？」

連我也這麼說？那她顯然不只找過我了，原來她走到牙齒裂掉這步田地，還是不相信牙醫說的話，仍舊擔心牙醫會不會是在騙她的錢，還想比一比哪一家比較划算。

我突然覺得很灰心，倒不是為了她還看了其他醫師，只是覺得如果醫病關係是建立在這麼薄弱的信任上，怎麼可能達到雙贏的目標？她不相信醫師提供的資訊，最後吃虧的還是自己。

經過這幾年下來，我越來越不願意主動鼓吹自費的治療項目，這看在很多同業的眼裡顯得不可思議，但我實在不願意被當成只想賺錢的牙醫師，那會讓我覺得像個商人。我寧可讓病人自己去選擇，或是自己提出要求再說，如果他真的不願意花錢做假牙，我絕不勉強，這樣一來我不必浪費口水，二來病人也樂得輕鬆。

不過後果就是，一段時間後因為不慎咬裂牙的病人也增加了，或許病人要靠這樣的教育，才能學得教訓吧！

愛，多了危險

有一次幫一位女病患看診，她的小孩就在診療椅旁跑來跑去，很明顯地干擾到我，其實我有些不悅，但仍耐著性子不發一語；沒想到這個頑皮的小朋友竟直接從我放在工作檯上的一盒牙刷中拿走了一支。

在結束治療後，我就當著這位媽媽的面對小孩子來了場機會教育。我告訴他，這盒牙刷雖然是要送給來看牙的人，但是如果沒有經過醫生的同意就自己拿走是不對的行為，這樣就是小偷囉！

我想，這樣的說明對一個國小三年級的孩子來說，應該不難理解。

我也以為這位媽媽會站在我這邊，並感到不好意思才對，結果我顯然太天真。沒想到她居然冷冷地對我說：「哼！不過就是把牙刷嘛！幹嘛說得那麼嚴重？喏！還你還你，我們不希罕。」

我當場愣住，還來不及反應，這個媽媽就拉著小孩的手、蹬著那雙高跟鞋消失於診間門後……。

過了沒幾天，又來了一個國中生，當我才決定要開始幫他治療，他居然向陪同而來的媽媽咆哮：「早叫你不要帶我來，待會兒要是害我痛，我一定恨你一輩子！」

我不可置信的看著這個孩子，立刻嚴詞斥責他的荒誕行為，沒想到他媽媽居然還在旁邊囁嚅地跟孩子陪不是，要他無論如何坐下來把牙看好，只要他願意配合，什麼條件她都可以同意。

傻眼的不只是我，一旁的助理小姐也不禁搖頭，這些媽媽會教出什麼樣的孩子，我不難想像。如果說這個社會真的發生了某些問題，一些光怪陸離的社會案件層出不窮，從見微知著的角度切入，我想自己可以找得到解釋的原因。

現在的孩子太受寵慣，每個都驕縱得不得了，他們的錯誤行為往往得不到正確的導正，父母不忍打罵，學校不准體罰，表面上看似愛的教育，卻也無形地培養出一群小霸王。於是，很多很年輕的犯罪者被問及為何要為非作歹？他們的口徑幾乎一致：「我根本不知道這樣做是犯法的啊！」

有些事可以說「不知者無罪」，但絕不可能是所有事，尤其是攸關生死的事。

提到縱容，身為父母者難辭其咎。雖說天下父母心，疼愛子女是天性，但疼愛絕不等同於溺愛。什麼是錯的，做家長的就應該要明確地告知孩子，不能因為不忍心責罰他就挺身擋罪，或是動不動便為他的行為找藉口，長此以往，孩子當然分不清孰是孰非。

看著新聞中逆倫弒親的案件日益增加，我想這些雙親一定很懊悔，懊悔自己怎麼教出如此不肖子？如果不是自小受到無限上綱的寵溺，怎會種下今日禍根？逝者如斯，只是真能引為殷鑑的人又有多少？「那是別人的家門不幸，不可能發生在我們家」，鴕鳥心態是絕對的常態，事到臨頭只剩錯愕，每個家庭都一樣。

愛很奇妙，少了不行、多了危險。就像我們日日仰賴的水，旱災、水災都因它而起，不同的是，天災我們無法掌控，愛卻可由自己收放。從涓涓滴滴到大肆奔流，都是你能給的愛，都看你掌控的力道。有的人可能自小缺乏關愛，有朝一日自己當上父母，便像水龍頭鬆脫般對孩子傾注所有，深怕孩子一秒中沒有愛就會枯萎，以為這種過度的補償動作能夠撫平自己當年的遺憾，卻沒料到可能因此造就另一樁遺憾！

孩子雖不是父母一生的責任，父母卻常在不知不覺間影響了孩子的一生。看了很多父母的眾生相，我其實對「天下無不是的父母」這句話有很不同的看法，是與不是，可不是自己說了算，為人父母，檢視一下你的愛吧！

愛吃藥的女人

「醫生，我牙齒有點痛，能不能開三天藥給我？」

聽到這個熟悉的聲音，我不必抬頭就知道她是哪一位，這也是一個令我們頭疼萬分的病人。

她是個精神狀況有點不穩定的女人，根據他母親的說法，她以前（應該近二十年前）曾是個護士，後來因為受到一些刺激（她雖然沒有明說，但我猜很可能是感情受創），整個人都變了，連工作也丟了，還好家裡有點錢，可以讓她衣食無虞，不過她也不知道能照顧這個女兒到什麼時候？

她是我們的老病人了，正常的時候還好，狀況不穩的時候就想跟我們要一堆藥。剛開始我不知道她的狀況，還當真傻傻地聽她的話開了藥給她，結果她隔兩天竟又來拿藥，我問她：「你藥都吃完了嗎，怎麼會那麼快？」

「我因為很痛，所以一次都吃兩包。」她還理直氣壯。

什麼？藥還可以自己這樣加量的嗎？我訓斥了她一頓，告訴她這樣做可能傷肝又傷腎，如果不依照醫囑服用，我就不開藥給她了。

她緊張得連連道歉，拜託我無論如何再開三天份的藥給她，經不起她苦苦哀求，我只好再開給她。

之後她只要有來看牙，總是要求我要開藥。我覺得很奇怪，有些明明不需要吃藥的狀況，她卻總是希望我開藥讓她備用。這種頻率實在太高，我就到外面去問她母親，她媽媽一聽立刻告訴我不要開藥給她，因為她每去看一次診，總是拿了一大包藥，家裡面堆了一大疊，根本都浪費了。

如果只是浪費，那也還算事小。她媽媽繼續說，有一次她半夜醒來，看到女兒躺在廁所門口口吐白沫，簡直嚇壞了，趕緊叫救護車送急診，在醫院洗了胃才慢慢清醒過來。

事後問她是怎麼回事？她才說因為同時看了好幾科，結果一下子把太多包不同科的藥混著吞下肚，可能是藥性跟份量都超過負荷，才造成藥物中毒。

從此之後，她母親都把她拿回來的藥收進櫃子裡，不讓她輕易拿到，其實她有很多藥都是不必吃的。不過現在她越來越精了，常常自己跑去看醫生後就把藥藏起來，她的母親也防不勝防，像她來找我們拿藥，她母親根本不知情。如果不是我告訴她，她會以為女兒只是看牙，藥可能就會被私藏了。

知道她有亂討藥、吃藥的惡習，我再也不敢亂開藥給她，開藥前一定要先查明她的雲端藥歷。除非她母親陪她來，我們可以把藥交給她母親保管。

病人百百種，有的人明明應該要吃藥讓病好得快一點，卻不知在顧忌什麼不肯配合；有的人不需吃藥，卻拚了命地亂吞亂囤積；還有的自己亂停藥或自行增減藥量，這些都是讓醫師傷腦筋的人。因為不按醫囑，病情總是時好時壞難以掌控；因為自作主張，醫療資源也無形中浪費泰半。

其實這些都不是新知識，很多醫師也不斷疾呼來振聾發聵，但是錯誤的觀念在病人的腦海卻像生了根，要改變談何容易？

從「知道這樣才對」到「真的這樣去做」，可以只是毫釐，也可以遠至千里。人生健不健康，總是有些緣由，想健康過活也得自己願意改變，否則就算看再多醫生，也不過像是一廟拜過一廟，能否福至心靈？但憑造化。

有恥且格

要說一個醫生從來沒有犯過錯，我絕對不相信。沒有人是天生的神醫，誰不是從錯誤中習得經驗，再把經驗變成自己醫術的一部分，涓涓滴滴，累積出職涯的功力？

我記得剛開始工作時，也犯過令自己窘迫的失誤。

有個病人要做一組固定牙橋，牙橋製作之前，必須先把缺牙處的左右鄰牙給磨小，才能印模後送給齒模師製作。病人缺的是前面的門牙，我循例先上麻醉，然後開始磨牙齒，我照著課堂上所學的知識慢慢把牙齒磨小，卻不知病人牙齒的象牙質其實已經很薄，沒多久我就發現牙齒已經露出一個小如針孔的出血點。我驚覺事態不妙，因為如果牙齒磨得太多而造成牙神經外露，就會變成齒髓炎，這可是要做根管治療的。

病人因為上了麻醉，並沒有任何不適，我也就抱著鴕鳥心態，心想或許還有可能慢慢恢復，所以並沒有跟病人坦白我的失誤，在印模完做好臨時假牙後，就讓病人回家了。

那個禮拜我其實一直過得提心吊膽，因為不知道病人會有什麼問題。關於這一點，我真的認為自己的第六感超準，而且絕對是個不能隨便犯錯的人，因為一旦出錯，怎麼也逃不過自己內心的譴責。

果不其然，病人一回診就向我抱怨，他的牙齒疼了好幾天，吃止痛藥都只能短暫地緩解，我就知道事情又命中我的預期了。我去問主治醫師該怎麼辦？主治醫師給了我很殘酷而乾脆的回答：「去認錯，然後立刻根管治療。」

雖然誠實是上策，但我真不知道這樣告訴病人會換來什麼結果？有個學長看我愁眉苦臉，問我怎麼回事？我交代了來龍去脈，他就跟著我回到診療椅，當我正要向病人請求原諒時，他卻搶先一步跟病人打起招呼，原來之前學長也幫他看過牙。

兩人一番寒暄問候，接著學長問病人有什麼不舒服，病人說了之後，學長卻示意我先不要說話。他告訴病人他的牙齒因為象牙質太薄，所以非常脆弱，修磨的過程中很難不傷害到神經，現在會痛就表示裡面的神經已經發炎，幸好假牙還沒裝上去，只要先做好根管治療，再裝上假牙就沒問題了。病人聽了也就接受了，我原本準備要道歉的話，一句也沒派上用場。

我當然很感激學長適時地伸出援手，但事後學長也告誡我一定要更小心，這種錯誤只能犯一次，如果再有第二次，沒人能再幫我的忙。沒有人會不出錯，重點是能不能把錯誤當成教材，警惕自己不再犯。

這件事即使已經過了二十多年，卻不曾從我腦海消失，偶爾就會被我拿出來咀嚼一番。錯誤曾讓我覺得沮喪，但也讓我有所獲得；不過我對於指導我的人，也有相當不同的感受。

我想起一句孔夫子的名言：「道之以政，齊之以刑，民免而無恥；道之以德，齊之以禮，有恥且格。」如果沒有那位學長以更有效的方式給我的一堂課，我無法達到「有恥且格」的層次。

人不能怕錯誤，關鍵在如何面對錯誤、消化錯誤、解決錯誤，然後變成滋養自己的養分，讓自己成長茁壯。直到現在我還在練習，這是我終生的座右銘。

與歲月拔河

幾年前有一個老同學打電話來閒聊，聊著聊著他突然問我：「喂，我發現我好像有老花了耶！你怎麼樣？」

我當時噗嗤一笑，笑他也逃不過歲月的摧殘，再也不是年輕小伙子了。

但回頭想想自己，又真的好到哪兒去？自己的老花已讓看遠看近都有問題，而不怎麼愛動又長期屈身看診的我，早因下背痛而常從睡夢中痛醒，只好穿著軟背架看診，我實在沒有笑他的資格啊！

某種氛圍下，我們總認為自己還算年輕，仍不顯老態，但歲月何曾真的輕饒過我們？

我記得二十多年前在念研究所的時候，曾在張迺旭醫師門下學習，要知道能跟在她身邊看她開一台牙周病的刀是何等榮幸！是學習，也是一種享受。離開學校之後，如果想聽她的學術演講，一場就要花費數千元。現在想起來，那段時間還真少花了不少錢。

有一次我當張醫師的助手，她拿著手術刀向我們炫耀：「你們看，我的手一點也不會抖耶！你們有辦法嗎？」

當年的她已近五十歲，比我現在的年齡只小幾歲，我卻發現自己無法像她一般豪氣。有時處理完一個難拔的阻生智齒，我的手真的會有些抖，必須稍事休息，才能再接著看下一個病人。

那時我們還感受不到張醫師那樣的炫耀有多深刻的意涵，現在想起來，才知道她真的很了不起。對我們這個行業的人來說，眼睛和手應該算是最重要兩項資產，如果這兩樣出了問題，我們的職涯可能就要被迫畫下句點。

但是誰能不受歲月之累？誰能永遠保持在最佳狀態？就算沒有齒牙動搖，過了四十，也很難不視茫茫、髮蒼蒼吧？

我記得許多年前，金馬影后蕭芳芳在頒獎典禮上很幽默地講了一句：「女人一過四十，什麼都開始往下掉。」她的幽默引來哄堂大笑，但我想很多親身經歷過的人必然在心底升起一陣喟嘆：「唉，是啊！地心引力真嚇人，怎麼眼皮、嘴角、蝴蝶袖、胸部、臀部全部一起說好往下掉呢？」

於是百貨公司一到周年慶，所有女人搶著進去大掃貨，只恨不能把保養品全部帶回家，平日就網購的也大有人在，敷的、抹的、吃的、泡的，樣樣不缺。有人說那些保養品根本沒有宣稱的那麼神奇，但若不用肯定老得更快，只好乖乖地擦。

人人都怕變老，我周遭有許多朋友，也順勢搭上微整型風潮，打打肉毒桿菌素、玻尿酸，進行各種音波拉皮、雷射除斑，無非就是要讓自己看起來比實際年齡年輕。

我雖然無福消受這些，但不想被人看老的思維卻與大多數人無異，只能持續補充一些維他命、抗老化的營養品。本以為這麼做應該多少有些裨益，但許多的醫學研究報告卻屢屢潑人冷水，不是告訴你這些營養品沒有實效，就是說吃多了反而有害，甚至致癌。

看來，尋求不老似乎沒有萬靈丹藥。

我對同學說：「老花，就去配副眼鏡囉！或者考慮做個雷射，讓自己再年輕一次。既然現在人的平均壽命都拉高到超過八十，我們也只走到人生的中段，如果不想盡辦法讓自己稍微回春，怎麼去度過往後漫漫春秋？」

你呢？是否也努力在跟歲月拔河？

變色龍的日子

我們的專職是幫病人看牙，除了解決病人的口腔問題之外，其實不想介入病人生活太多，但有些病人還是會想辦法把我拉向他，企圖讓我跟他成為「同一國」的人。

政治立場就是其中一項。

這些年來臺灣因為選舉，人民似乎被迫要在自己的身上貼上一塊顏色，不管你是紅、橙、黃、綠、藍、紫，到頭來還是要被簡化成兩種顏色。我其實很不喜歡這樣的感覺，但社會的氛圍卻不太容許我們安分地當個無色人。

我的病人裡藍、綠都有，朋友亦然。我怎麼可能因為他的政治立場與我不同，就悍然拒絕幫他看病或與他斷交？

雖然我可以這麼理性，但病人可未必如此。

有敏感至極的病人竟可從我們陳列的報紙、雜誌，或是電視選定的頻道來判斷我應該是哪一種顏色的支持者。如果跟他的喜好一致，他就會露出我們是「同一國」的神色；如果不幸跟他牴觸，他不但會面露凶光，露出不友善的眼神，還會有意無意地在言語上向我挑釁。

基於與人為善的原則，我絕不會為這種事與病人針鋒相對，因為就算逞了口舌之快，也未必贏了裡子，實在沒必要。更何況，我也不知病人如果惱羞成怒會做出什麼不可臆測的荒唐事來，因此都會避重就輕地閃過。

曾經，我朋友有過極不愉快的經驗，他在計程車上只不過發表了一點點與司機不同立場的牢騷，居然被運將在大馬路上直接趕下車，害他撐著傘走了好長一段路才又攔到計程車。我說，好險那個司機沒亮出刀子來，你能全身而退已經該額手稱慶了。

我也聽說過同業中有人真的跟病人因為政治話題一言不合而大吵一架，因為兩人都是火爆脾氣，旁人根本攔勸不住，最後還上演全武行。聽到這樣的事，我不禁覺得他們膽子好大，怎麼都沒想過自己可能會陷入險境呢？如果因為一時的選舉立場紛爭而受傷，怎麼算都是划不來的事。千金之子，不應死於盜賊之手啊！

有一次適逢選舉期間，我的診所有兩位在地市議員候選人的親人來看牙，還分屬不同政黨。一位是候選人的母親，每次來總要拉著我東聊西扯，說他女兒有多辛苦、多認真，對手打擊的手段有多骯髒、多過分，我只能一直笑著聆聽，點頭稱是。

另一位則是候選人的女兒，來的時候總是滿臉倦容，因為她必須陪著老爸到處掃街拜票，一整天下來，她已經累到快虛脫了。不過儘管如此，她還是不忘向我及助理們拉票，看她如此劬勞賣命，我怎麼忍心潑她冷水？當然也是她說了算，我們就算做個順水人情。

就這樣，我覺得自己像隻變色龍，一會兒藍、一會兒綠，一會兒聽綠罵藍、一會兒又倚藍怨綠，等病人離開，連自己都不禁搖頭莞爾，世界真是奇妙。

是啊！世界真是奇妙。我身在一個小小的臺灣，一個小小的城市，一個小小的社區，居然還能搞得這麼複雜，怎能不說是件奇妙的事？

只要臺灣還有選舉，我還在這個工作崗位上，我變色龍的日子就要持續下去，請不要笑我沒種，相信很多人應該都跟我一樣。

一期一會的哲學

我們這一行，其實很在意顧客（病人）對我們的評價，因為病人間是會互通有無的，如果贏得一位病人的信任，很可能為你帶來一票意外的客人；相反地，要是得罪了一個患者，也或許因此流失掉一批潛在的顧客。

這其實跟絕大多數的服務業有異曲同工之處，所以針對我們而開的經營理念學分班也就應運而生。我曾經聽過幾堂這樣的課，在那樣的場合，你頓時會覺得自己好像不是個牙醫師，反而比較像是個生意人。

這樣說並不表示這些課程不好，其實我一直認為，醫療業確實帶有一半「服務業」的色彩，在這個服務掛帥、消費者最大的年代，醫療業如果還是維持二、三十年前那樣的經營模式，可能很快會被時代淘汰。

但另一方面，我也不贊成醫療業太商業化，畢竟醫師的角色應該是救人脫離病痛，如果在面對求診的病患時，還擺出一副生意人的嘴臉，會讓醫師這個職業的格調下降很多。

可是有時候，即使醫師本身不想當個唯利是圖的商人，病人卻逼著醫師當個商人，最常見的就是跟我們殺價。

「醫師啊，別家做一顆假牙才五千塊，你們怎麼那麼貴？少算一點啦！」

「如果我做三顆，可以打個折嗎？」

「假牙都給你做了，釘子就不要算錢了吧？」

「你算我便宜一點，我幫你多介紹幾個人來。」

「我是誰誰誰介紹來的，怎麼沒有優待啊？」

遇到這些病人，常常讓我覺得頭疼，沒想到幫病人解決問題，還要費心跟他們周旋。不過我有自己堅持的底線，不想隨病人的漫天喊價降格以求。

如果別家比較便宜，你不一定要找我做，可以到便宜的地方做。做假牙不是買衣服，買三件打九折。有時顆數越多的假牙難度越高，要求也越多，不多收費已經是優惠了，不可能再打折。

我們診所不是菜市場，不可能買蘿蔔送青蔥，做假牙送釘子。看牙又不是在搞老鼠會，不必一個拉一個，像在拉直銷下線抽佣金。

任何人介紹都是因為他們信任我的技術，不是因為我給了他們優惠，所以我都一視同仁，不會有任何差異。

其實每一個走進我診間的病人，我都是用相同的態度去面對，也就是幫他們解決問題，再來才是考慮到利潤盈虧、成本會計。如果把焦點放在推銷自費項目、與病人做價格的攻防戰、削價跟同業競爭，這已經扭曲了當醫生的初衷，全然把醫療行為當成商業行為。

日文裡有句話令我印象深刻：「一期一會」。它的涵義是把每一次的會面都當成是最後的一次（或一生唯一的一次），在這次的相遇中用最誠摯的心相待，我其實也把這樣的理念用在我的看診上。每個坐上診療椅的病人都是我的客人，不管他是否接受了我的建議，或是下次會不會再進來，我都把這一次當成最後的一次，提供我的專業來服務他。

有了這樣的互動，我跟病人的關係會更和諧，也讓治療的效果更接近我們的期望值，反而更能留住患者的心。

只要決心做到好，每個人都可以有自己的經營哲學。

診療椅情緣

牙醫這個科別，應該是醫師與病人相處時間相對長的一科，不但每次要花的時間比其他科多（少則十來分鐘，有時可能長達兩三個鐘頭），也可能一個療程要來好多次，醫生跟病人想不熟都很難。也因此，很多研究結果都指出牙科裡醫師跟病人「產生情愫」的機會比其他科大許多。

我不敢否定這樣的推論，因為這樣的經驗我也發生過一次。

事情發生在我實習那年，算來居然已經快三十年，時間怎麼能過得如此了無聲息，我真的搞不懂。彼時初出茅廬，青澀不已，卻偏偏遇上一位趁暑假回臺的女留學生，意外譜出一段款曲。

她來看牙，我幫她洗完牙後本應揮手道別，但她卻留下來與我攀談，越談越起勁，也讓彼此留下很好的第一印象。我們雖然留下聯絡方式，但我其實很明白自己應該不會打那支電話，為什麼？因為她過完暑假就要回美國，我們仍是兩條平行線，怎麼看都很難有交集。

但是，她並不因此卻步，隔天她就又出現在我們門診部，並且送了我一樣小禮物，連我的同學都直接挑白了說：「她對你有意思啦！」

禮物我收了，總不能沒有下文，只好請她吃飯，她又要回請我看電影，我們就這樣越走越近。就在好像真的可以發展出一段愛情故事前，她必須回美國了，那時兩人的感覺應該就是比朋友好一點，卻還不是戀人的關係。

即使如此，要分別還是難掩不捨。

我們互相約定繼續通信（當時可沒有E-mail），也認為只要有心，距離不成問題，但終究還是問題。每個想要投入愛情的人，都認為自己的愛情必定不落俗套，就算落了俗套，也是俗得與眾不同、獨一無二。我也這樣期許過自己的感情，不過它顯然沒有實現。

剛開始我們確實勤於魚雁往返，但三個月後她就顯露疲態了，說是課業忙碌、心境變更，來信頻率越來越少，終至停止。我也因此消沉了一段時間，不過實習生活的緊湊，不容我難過太久，也或許是戀情僅啟於萌芽階段，還沒有陷入太深，我算是很快便走出情傷。

這是第一次，也是截至目前唯一的一次，雖然沒能劃下完美的句點，回憶起來也好歹是酸酸甜甜的滋味。但是我看到許多新聞中或身邊同業的例子，卻都有些不堪。

有些是與病人搞外遇不倫戀，有些是對患者上下其手遭到控訴，有些是交往後卻演變成仙人跳事件，有些則因介入金錢的往來而對簿公堂，有些是病患過度迷戀醫師造成醫師極度困擾……看來總讓人覺得荒誕、不可思議。

與病人維持良好關係是醫師的本分，至於之後會有什麼發展，只要是不違法、不悖離道德，都是個人的自由，何錯之有？我也看過有醫師跟病人共結連理的例子，日子一樣過得幸福美滿、羨煞旁人。

無論如何，相逢總是有緣，在診療過程中的短暫相處，應該也是人生中一種特殊的緣分。不管緣深緣淺，醫病雙方若能扮演好自己的角色，至少可以讓治療有個圓滿的成效；會不會將緣分延伸成一樁姻緣？還是交給上帝來決定吧！

紅包文化

有段時間新聞媒體一直在炒一個話題：醫院該不該收醫師指定費？衛福部當然是三令五申，絕對不可以收。現在還敢違抗命令的醫院應該如鳳毛麟角了，不過，一直有個疑問在病患的心中：「我真的可以不送紅包嗎？這樣醫生真的會用心幫我治療嗎？」

我是個牙科醫師，說實在的我也無法回答這樣的問題，因為今天如果是我要接受重大手術，而醫師又是我不熟識的人，我可能也會有相同的掙扎。這不能怪醫師或病人任何一方，是長期以來一種盛行在臺面下的醫病文化使然。

不過這種文化在牙科相當罕見，不但罕見，還常常被要求要降低價錢。在我從醫的生涯裡，從沒有被病人塞紅包的經驗，但病人丟給我「小費」的經驗倒是有兩次。

一次是病人在別家做了假牙後不滿意，來到我的診所要求我幫他重做一顆，我並未對他特別禮遇，只是按照我一貫的處理模式來治療。等到假牙裝好後，他在櫃臺批價時，突然對助理說：「林醫師的服務我很滿意，價錢也很公道，這一千塊算是額外給他的小費。」

助理趕忙來跟我說，我愣了半晌，從醫這些年來，從沒有人給我打賞過。我趕緊把錢退給他，跟他說我心領了，我們不應該收取小費。他聽了還有些不高興，以為我在嫌棄他。經我解釋許久，他也失去耐性，索性把錢往櫃臺一丟，人就消失在大門後了。

後來又有一位長期在大陸經商的客人，久久才回臺一次，他覺得繳健保費有點多餘，就停保了。但天有不測風雲，他的牙因疏於保養而蛀到神經，不敢在大陸就診的他強忍著痛回臺來找我。

治療當然是得進行，但沒有健保的他就必須自費支付醫療費用，我原以為這費用會不會讓他嫌貴，沒想到他一聽竟說：

「什麼？這麼便宜，來，三千給你，不必找了。」

「不可以，該找的錢還是要找給您。」櫃臺助理連忙要把錢給他。

「不用啦，醫生忙那麼久，才收這點錢，還找什麼找。」他也是一樣轉身就跑，讓我們來不及追……。

除了金錢，我們也常常收到「可食用」的禮物。水果、蔬菜已算尋常，饅頭包子、咖啡果汁也偶爾可見，有一次我居然收到一大包新鮮的活蝦。這些東西都是病人的熱情，說實在的如果在那裡推推拉拉，一來很難看，二來好像也辜負人家的一番心意，我通常還是收下了。

但收下後，心裡總是很有波瀾，如果醫師不該收指定費、不該收紅包，那禮物呢？禮物在某種天平的衡量上，與紅包何異？這個問題其實很困擾我。

病人常常跟我說：「唉呀！林醫師，這只是小東西，你不要覺得有壓力。」其實聽到這句話才真的讓我備感壓力。東西雖小，承載的卻是病人的期待與盛情，況且「拿人手短、吃人嘴軟」，很多時候收了病人的禮物或紅包，在處置上就很容易出現失真。如果是治療完才收，或許壓力還小一些；如果治療前就收，你真能保證把病人治到好嗎？如果治不好，要如何跟病人交代？

我相信這種送紅包的文化不可能滅絕，只是化明為暗、化暗為更暗，技術上的調整罷了。如果送的人一定要如此才能安心，就請收的人發揮良心，真的好好實踐這樣的「對價關係」，不要辜負病人的請託。

不能輕率辜負的責任

到現在還是很多病人會問我：「你當初怎麼會選牙科啊？」或是告訴我：「有那麼多科，你選牙科真是選對了，賺得多又不用那麼辛苦……」

他們應該是對大學的科系不太了解，其實牙醫系跟醫學系是完全不同的兩個系別，正確來說，我們是因為分數的落點落在牙醫系而就讀的，並不是等到畢業才選了牙科執業。

這幾年牙醫學系似乎有轉趨熱門的傾向，排名大幅上升。在我們那個年代，會選考第三類組的人，第一志願應該都是醫學系，會讀牙醫系的大概都是分數到不了醫學系，只好退而求其次。我這樣說並沒有貶抑牙醫系的意思，是真的當時很多同學都還抱著隔年重考一次的打算，看看能否翻身進到醫學系。

就因為如此，剛進去時全班的心態很浮動，很多人根本還沒打算把這科當成是將來要從事的職業。如果時光倒轉，回去問當時的我，我應該也是很懵懂吧？

當時的我，怎麼能想像要當一輩子牙醫是什麼感覺？

怎麼會知道這一路要遇上多少荊棘風霜？

怎麼能料到有一天，牙醫系也會成為某些人的第一志願？

但是老實說，經過了這麼多年，當自己累積了一些資歷（我還不敢說自己資深），確實也為自己當初的落點略感僥倖。因為我一直覺得，我不是那種適合走學術路線，也不太適合做個一直待在「白色巨塔」裡當大醫師的人，能夠自己開個小診所自由地看診應該是最貼近我個性的選項。如果當初真的讓我念了醫學系，以現今的環境能自在開業的科別其實也不多。

我有個高中同學，為了考上醫科，竟重考兩次，第三次才如願。但畢業後一直無法進入他想從事的科別，只能四處兼職，不但奔波勞碌，收入也遠不如預期。他的母親每次見到我，都拉著我的手說：「早知道當初就叫他跟你一樣去念牙醫系，不但少浪費兩年，現在也可以開業了，不用寄人籬下……」

說真的，我無法附和安慰，但心裡也不免有點小小慶幸。

前陣子有個經營牙科器材的朋友來找我，他說兒子現在在澳洲念大學，很希望兒子念牙醫，因為牙醫師在當地是個地位很高、收入豐厚的行業，但是他兒子卻偏偏想轉念法律，這實在讓他很苦惱。他希望利用這次寒假回來的機會，我能好好地「勸導」他兒子打消轉系的念頭。

這對我來說真是個艱難的任務，我並不是個「舍日欲之，而必為之辭」的人，如果他兒子真的是志不在此，任憑我舌粲蓮花，也很難撼動他。況且我要是努力說服他，卻讓他將來無法樂在工作，我豈不成了大罪人？

不過面對朋友的殷殷苦求，我也很難婉拒，只好答應讓他兒子來我診所看看牙科工作的環境與內容，看看能否「喚起」他對牙醫的興趣？要是他能因此回心轉意，就一切功德圓滿；如果他還是執意轉系，就不要勉強他了，畢竟生命自有出路。

後來他兒子真的來「見習」了兩周，回去前帶了禮物來向我道謝。我說，我沒有教你什麼，禮物我受之有愧，請他帶回。他說，很清楚父親對他的期待，經過這次的經驗，回去會好好再考慮一下。

我想，不管他最後做何抉擇，我都會祝福他。

這個曾經不是我的第一志願，卻又成為我養活自己的職業，縱使包藏苦澀，我的感激還是多過認命。眼見我要轉行的機率應該是逐年趨近於零，就算不能熱愛工作，也要忠於責任，它賞我飯吃是恩澤，我怎能輕率辜負？

忙是幸福

忙碌，有時讓人覺得負累，有時卻令人感到幸福。最忙碌的時候，一度想讓自己縮減看診數，空出一些時間來喘息，就算是無所事事也好。

那時突然聽到同業間傳來一則訊息，有個很年輕的後進突然因腦部先天性動靜脈畸形爆裂而病倒了，這一倒非同小可。他剛剛斥資千萬的新診所一下子完全停擺，他的雙親更是急得像熱鍋上螞蟻般煎熬，放下了手邊的工作，只為全心照顧這個才剛要起步的牙醫尖兵。

經過了大手術，一張原本俊美的臉龐瞬時失去了光采，消瘦與憔悴更是傳染給他最親近的家人，到現在都還不清醒，別提是工作了，連最基本的生活起居都無法自理。

他的父親也是位牙醫師，本想有子可以克紹箕裘，卻沒想到發生劇變，人生轉了這麼大個彎。雖然痛苦難當，還是得振作精神打點一切，先將千萬打造的診所以半價頂讓出去，還四處尋訪可以幫孩子甦醒的醫療資源，甚至希望牙醫界的同仁能一人一信幫他的兒子祈福。

聽說祝福像雪片般飄去，其中當然也包括我的。

有時候覺得自己的力量真有限，能提供的就只是這麼一點點。突然又發現，自己的忙碌似乎是別人眼中遙不可及的幸福，如果我還在抱怨，實在是天大的罪過。

人的心念，總是這麼地千迴百轉。

我還在念研究所時，因為天天做實驗、趕論文、看門診，弄得自己昏天暗地，當時一心只想著趕快結束一切，哪怕要迎接自己的是勞我筋骨又無趣的軍旅生活，我都覺得一定比那些煩人的事要好上百倍。

結果才穿上迷彩服，馬上就後悔了。

在無數個為體能戰技操練的夜晚，我在喘息的空檔，坐著仰望星空，每一顆閃啊閃的星星都像在眨眼嘲笑我：呵，活該！現在你吃到苦頭了吧！

覺得自己真白癡，以前那些忙碌的日子，才是現在千金難換的幸福啊！數饅頭的日子還那麼長，要何時才能做回真正的自己？

真是無聊的矛盾，我們永遠在河的兩岸擺渡，站這岸望那岸，總認為對面一定會更好，卻又在登岸後失望……。

半畝方塘一鑑開，天光雲影共徘徊。年歲漸長，越發現人生裡的天光與雲影總是相伴相生，想要擁有快樂，只能好好與當下的環境共存。

如果能體悟，忙是幸福，閒也是幸福。忙裡偷閒很快樂，忙得健康更是福氣，只有接受忙碌的摧折，才會更珍惜閒適的可貴，如果天天無事可做，我對休假必然無所期待。

後來我打消了減診的念頭，想想自己比那些有心卻無力可忙的人，已經幸運太多。

有一次我去跟好友吳淡如錄Podcast，那時她接了好幾個廣告代言，又要忙著新書跟博士論文。我問她這樣不會太忙了嗎？她快人快語：「有得忙我很幸運啊，我是閒不下來的人，不能容忍我的人生沒有目標！沒事也要找事來做……」

是啊！能用感激的心面對忙碌，人生自然無入而不自得。

就算因此被冠上勞碌命，我也甘心領受。

我的牙醫師症候群

牙醫師這個角色對很多人來說，第一個想法都是很恐怖，能不見就不見，最好永遠不要跟他有瓜葛。

我在還沒念牙醫系之前，幾乎也是抱著這樣的念頭，試想：一個沒進過牙科幾次的少年，居然要把牙醫當成終生的職業，突然覺得有點希區考克。

等一腳跨進了這一行，我才發現自己以前怕的都很虛幻，什麼麻醉針、鑽牙機的吱吱聲，其實並不如想像中恐怖；我想很多牙醫師應該都跟我有相仿的感受，病人怕牙醫可能還遠遠不及牙醫怕病人的程度。

怕，常常不能解決問題，而且冥冥中有著奇妙法則：你越怕的，它越會找上你。越怕看牙醫的人，通常牙齒也好不到哪裡去，而這些平常視牙醫如洪水猛獸的人，一旦體驗到「痛起來要人命」的經歷，馬上又會希望牙科就是自家旁邊的二十四小時便利超商，最好隨到可以隨看。

人心就是如此矛盾。

而我，也漸漸發現自己的某些行為與性格在不知不覺中被制約了。例如，我發現在任何場合中，我很容易盯著別人的牙齒看，然後在心裡暗暗評斷他的口腔狀況。有好幾次我跟朋友一起看電視，看著看著我就開始數落主角的假牙做得不夠好，色澤也不夠自然，牙齦顏色太紅，顯然牙周狀況不佳，口氣必定也不優……。

我的朋友們大罵我變態，職業病實在太嚴重，可是不瞞你說，我的同業們幾乎都有這樣的毛病。

甚至我還會在幫病人看牙時，一邊想著：「我的媽喂！這個人嘴巴味道這麼重，他的另一半是如何跟他有親密關係的？若不是鼻子不通就是兩人之間隔著一個枕頭。」我的助理聽了總是狂笑不止。

哈哈哈，我有時也不得不佩服自己的想像力，雖然這種想像力一點也不浪漫。

我也發現自己變得有些不近人情，看診看久了，動不動就批判別人牙齒沒刷乾淨，要不就是催促別人在吃完東西後趕快去刷牙。某次有個朋友終於忍不住跟我抱怨：「喂！你到底是不是正常人啊？我才剛吃完一碗熱騰騰的大腸麵線，整個香味還在我齒舌間迴盪，你居然就叫我去刷牙，這會不會太殘忍啊？」

確實，我必須坦承，當了牙醫之後，我似乎變得有點潔癖，大概是看了太多爛牙，實在很怕自己或身邊親近的人也有同樣的悲慘命運，所以總站在監督者或糾察隊的角色。但也在無形之中，我少了一些人味。

專業有時能助人離苦，有時也像在潑人冷水。

我當然不喜歡做朋友當中的破壞氣氛者，可是只要我一拿出專業身分，就要準備看別人的衛生眼。所以，漸漸地我習慣於在陌生人面前隱藏自己，如無必要，絕不透露自己的職業。

有一次我去埃及旅遊，根本沒人知道我是什麼職業，直到行程的最後一天，團裡有個人臨時犯牙痛，我提供了攜帶的應急藥品，才被發現是牙醫師，突然就被其他人圍著問牙齒的相關問題，到現在還有當年的團員大老遠跑來找我看牙。

這些「陋習」，我想是要一輩子跟著我了，就算哪一天我離開了工作崗位，也很難把這些性格一抹而去。值得慶幸的是，好朋友雖然會給我衛生眼，還是對我不離不棄，讓我不至於成為離群索居的孤獨客。

謝謝他們，讓我得以不改其志。

牙醫師的牙

我是個牙醫師，如果你要問我，我自己的牙齒好嗎？我應該可以驕傲地回答：「還不錯。」

還不錯，我為自己的牙齒打了八十分。除了下排門牙稍微擁擠，沒拔的智齒略略前傾之外，沒有太大的問題。硬要挑缺點的話，其實有兩三顆牙的咬合面有一點點溝隙的小蛀牙，但我始終不願意承認，因為只要我認真刷牙，那就像是一座死火山，並無大礙。

可是你若認為每一個牙醫師的牙應該都不錯，那可就大錯特錯。

大學時代有個教口腔解剖學的老師，本身也是個牙醫師，每回上課前或下課後，總能看他叼根菸，在教室外的走廊上吞雲吐霧一番。我想每個醫師都應該知道抽菸不好，但他老兄可是無菸不歡，細看他的牙齒，不難發現一層厚厚的菸垢，牙齦也因為長期吸菸而呈現一種不健康的暗紅色。

如果就一個牙醫師的角度來看他的牙齒，顯然是不及格，弔詭的是，他自己就是牙醫師，每天都在醫治別人的牙，卻放任自己至此。

我自己的同學、以前醫院的同事，牙齒狀況不佳的也比比皆是。小蛀牙不稀奇，甚至還有人年紀輕輕就戴了活動假牙，實在令我瞠目結舌。我還記得有一次，醫院晨會剛結束，一個主治醫師就一路衝過去大叫另一個主治醫師的名字：「○○○醫師，趕快幫我做Endo（根管治療），我的牙快痛死了！」

這段畫面太經典，即使過了三十年，我仍記憶猶新。

不只牙醫師，很多醫師一樣說一套、做一套。叫病人別碰菸酒，自己則是菸酒不忌；叫病人早睡早起，自己熬夜又晏起；叫病人多蔬果少吃肉，自己則牛排海鮮大口嚼；叫病人多運動，自己卻五體不勤。我還聽過一個更聳動的說法，醫師常常終結於自己專長的那一科疾病。

所以一項調查顯示，醫師的平均壽命總要比一般人少上十歲，這還真是不無道理。

相形之下，我的口腔狀態還滿對得起我的職業。

我還記得我當年在國泰醫院當見習生的時候，有一天我跟診的陳醫師來了一位大名鼎鼎的病患，就是已過世的知名導演李行先生，他因為牙周病來求診。治療結束後，他起身向陳醫師道謝，我也跟著微笑示意，他就對我們說：「我看你們牙醫師的牙齒好像都挺好的，整齊又健康。」

我對這稱讚是接受得心安理得，不過等李導演走後，陳醫師卻向我吐了吐舌頭，說自己補過的牙齒其實也不少，都是少不更事時留下的不良印記。當時我就在想，是啊！沒踏進牙醫領域前，我們就跟一般人沒兩樣，會有蛀牙也不是什麼稀奇事。

有一句廣告詞是這麼說的：「我是當了爸爸之後才開始學習怎麼當爸爸的。」

我想大多數的牙醫師也應該是在讀了牙醫系（可能要三年級以後），才開始懂得保養自己的牙齒吧？看起來還真是不謀而合。

我這樣說並不是要大家不信任自己的醫師，而是不需要太高估醫師這個角色。脫去白袍之後，醫師平凡地一如你我，也會偶爾疏懶、偶爾放縱；偶爾脫離常軌、偶爾率性而為。你會有的小毛病，醫師一樣可能有，當醫師在對你諄諄教誨，他只是在扮演好那個角色，下了舞臺，他或許正受著與你相同的苦。

下次你若遇見我，我會給你一抹微笑，證明我所言不虛。

一句話能招險

一個同業朋友告訴我他的故事。

前陣子他的診所來了一個老病人，八十多歲了，仗著自己年紀大，也就有些倚老賣老，剛開始朋友還耐著性子跟老人家解釋病況，但病人卻聽不進去，只顧著說自己的想法。而病人又重聽，說起話來就像在罵人，朋友後來真的受不了他的「盧」，很大聲地回了他一句：「你的問題我沒辦法幫你看，你去找別家吧！」

這樣說或許不太恰當，但他當下確實有點火氣，如果不是看在病人年紀那麼大，他應該會更不客氣。

沒想到這可惹惱了老先生，拄著拐杖邊罵邊往外走，聲音大得驚嚇到候診區的病人。他以為送走了一個麻煩人物，事情應該就此了結，也沒怎麼放在心上，完全不知有個大風暴正步步逼近。

過了幾天，有輛哈雷機車常常來到他的診所門前，刻意放慢速度，然後發出很大的催油門聲音，一聽就知道挑釁的意味很濃。我朋友以為是當地的混混在搗亂，不想刺激他而選擇隱忍，但狀況卻越演越烈，有一次這個騎士終於停了下來，推門進了診所，用極暴躁的語氣問：「○○○醫師在嗎？」

他們助理被嚇得趕緊跑進去找醫師，我朋友則出來看是怎麼回事。那個滿臉橫肉的男子說：「你就是那個了不起的醫師啊！我會照三餐來問候你，看你過得好不好？」

撂下這句狠話，男子轉身就走，我朋友覺得不妙，趕緊追出去攔他，想問問到底有什麼誤會？後來才知男子就是那位老先生的兒子，老先生回家跟兒子抱怨自己看病的遭遇，男子就用這樣的方式討公道。

我的朋友企圖解釋，但對方顯然不領情，每天還是不定時要聽到那陣令人心驚的機車隆隆聲，更要提防他進來滋事的可能。他說，那段時間他過得心驚膽跳，腦細胞不知死了多少，下班時根本不敢一個人離開，一定要跟所有人一起走，診所裡所有人都繃緊神經，彷彿備戰狀態。

後來他還是決定向警局備案，以防有任何閃失，他跟當地員警關係還不錯，因此有個警察就直接到男子家中去訪查。我朋友為了怕對方知道自己報警會來報復，還一直拜託警察不要有大動作刺激對方。後來據警察的說法是，那個男子有案底，也因被判刑定讞不久就要發監服刑了，員警有告誡他別再隨便觸法，免得刑期延長，所以我朋友應該可以放心了。

說是這麼說，他只要一日不入獄，誰知道會發生什麼事？不過後來確實沒再聽到挑釁的機車聲，只是他一聽到機車的聲音，心總是會揪一下。他說，他怎麼也沒想到，只是很無心的一句逐客令，竟會演變成後面這麼驚悚的情節，負面影響還不知要持續多久。

我聽了他的故事其實很有感觸，因為我也曾有語氣上讓病人不舒服而被對方惡言相向的經驗。我跟病人無怨無仇，根本沒必要攻訐他們，有時真的是說者無心，聽者有意，誤會就產生了。

所以我現在學乖了，不管情緒再差、病人再難搞，我都不疾言厲色。就算要婉拒病人，也可以選擇笑著說：「不好意思，我的醫術不夠高明，幫不上您的忙，您要不要另外找更合適的醫師？」伸手不打笑臉人，病人再怎麼不高興，也只能摸摸鼻子離開，問題也就不至於擴大。

溝通成不成功或許還在其次，能否化險為夷更重要。

好醫生，爛醫生

來說個故事，一個讓我心情大洗三溫暖的故事。

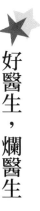

這天陽光和煦、溫度適中，我正準備以好元氣迎接忙碌的一天。大門才開，就走進一位有外傭隨侍的老先生，我定睛一看，不正是前一天才來看過診的那位榮民伯伯？才正要問他是什麼問題，他已氣沖沖地來到我面前，指著我的鼻子一陣破口大罵：

「你是什麼爛醫生？我昨天叫你幫我看的問題，現在還是一樣沒好，你叫我回去一小時不要吃東西，我還等了兩小時，結果牙齒一樣會酸，你今天要是不給我一個交代，我絕對會去告你，而且每天來這裡鬧，看你怎麼開下去……」

他邊罵還邊拍桌，一副要把我活剝生吞的模樣，一點不像年近八十的老人，一旁的外傭也被他這突如其來的舉動嚇得不知所措。你一定也好奇他是什麼問題？原來他有一座已經二十幾年的牙橋，支台齒早已因牙齦萎縮而牙根外露，套子內部應該也有蛀牙了，我跟他說如果要徹底解決酸痛的問題，必須把舊牙橋拆掉，等治療好再裝新牙橋。老人家聽了有點猶豫，我只好幫他在牙根裸露的部分以光聚合樹脂覆蓋，告訴他先試試看，沒想到他以為這樣就會好了，當他發現喝冷水還是會酸時，立刻就要來興師問罪。

我敬重他是老人家，一直好聲好氣，但他完全不領情，罵聲如洪鐘讓在外面打掃的助理也趕忙放下手邊工作跑進來打圓場。我不知道其他醫師在面對這種狀況時都做何處置，但向來自認EQ還算好的我也已經快要動肝火了，我告訴他如果真的這麼不滿意，那歡迎他去提告，因為這是他的權利。助理趕緊請我先迴避，不斷安撫老先生，過了十幾分鐘他才離去。

我情緒還沒完全平復，約診的病人已經進來了，她是個盲友，當然是看不到我其實臉色並不好看。我幫她看診時因為餘怒未消，其實雙手還有輕輕的顫抖，但不知為何，病人一坐上診療椅就爽朗地笑著說：「林醫師，上次拔牙回去我一點都不痛耶！你技術真好。」

我勉強笑了笑，努力壓抑著剛剛的不愉快，幫她洗牙。一邊洗、一邊咀嚼著一早發生的一切，我當然不敢說自己技術有多精進，但至少也有人給我肯定，如果我真如那位老先生說的那麼差勁，是怎麼走過這二十多年的職業生涯？我每天兢兢業業地在自己的崗位上為病人服務，為什麼會換來如此兩極的評價？

這些念頭慢慢在發酵，卻也讓自己越來越傷感，我受的教育告訴我要好好對待病人，結果呢？我得到什麼樣的對待？

治療完畢，病人起身，再次對我說：「林醫師，你的手真的好輕，洗起來一點都不痛。」我不知哪來的力氣迸出了一句：「謝謝，你的話給我很大的溫——暖。」說到「暖」那個字，我的聲音已經飄掉了，接著我兩行淚水像關不緊的水龍頭再也忍不住，連我自己都不知怎麼回事。她後來再說的話，我已經聽不進去，也無法回答了，我想她應該也察覺出我怪怪的吧！

寫這段經歷時，我鼻子都還會揚起一陣酸，可能很多人認為我太善感了，也可能覺得我太脆弱，明明不是大不了的事，也能說成這樣。我想表達的是，我不是在乞憐，也不是不夠堅強去面對這一切，只是覺得自己的價值感一下子被抽離了，被反映出一種格外的空洞，這空洞要怎麼回填？用什麼回填？我還在找答案。

其他的醫師們也有相似的處境嗎？我想太多了嗎？是我們都想得很多，還是我想得特別多？

我將來會不會被告，還尚待時間觀察，不知到時可不可以請讚美我的病人出面組成應援團？這當然是玩笑話，但一個早上的三溫暖，確實已讓自己有些茫然。

請祝我好運。

牙醫師的第一課

一直認為「洗牙」對一個牙醫師來說，應該是入門的第一課，如同洗菜、切菜之於一位大廚，或是幫客人洗頭之於一位美髮師。

一個牙醫師洗牙功夫的好壞，常常取決於他的手法是否輕巧，所以有些民眾經常會說：「想知道以後會不會再來這家診所，先進去洗一次牙就能找到答案。」

我不敢說自己洗牙的技術很高超，但十個洗牙患者中，總有七個會稱讚我洗起來很舒服，也比較不會鮮血淋漓、齒酸齦疼。我一直把這些評價當成惕勵，告訴自己要更注意細節，因為自己一個小小的動作，病人卻是感受甚深，會立刻給我反饋。

沒有人是天生的牙醫師，我當然也不是一開始就很會洗牙的。

我想起自己剛進醫院當實習醫師的年代，彼時誠惶誠恐，什麼經驗都沒有，一方面很怕面對病人，另一方面又很希望有機會磨練，總是矛盾衝突。第一次被主治醫師分派去接一個洗牙的Case，我的緊張連病人都看得出來，果不其然，洗了還不到三顆牙，病人已經痛到猛搖手，我只好先停下來。

「你是實習的吧？」他漱完口的第一句話劈頭就罵下來：「我不要你洗了，粗手粗腳的，洗得我痛死了！至少叫個住院醫師來幫我洗。」

「對不起。」在當時的情況下，我只能艱難地擠出這三個字，然後回頭去找我的主治醫師，還好這位主治醫師人不錯，她讓我在旁邊看她怎麼洗，一個步驟、一個步驟講解與提點。治療完畢，還不忘對病人善意勸說，請他體諒我們是教學醫院，一定會有實習醫師，這是一個好醫師養成的必經過程，如果不給實習醫師機會，怎麼可能磨練出好技術？

病人態度也軟化下來，向我說抱歉。對於實習醫師會受屈辱，我雖早有心理準備，但在實際面對時，還是很難不受傷，這段往事也讓我無法遺忘，對於當時那位願意當我後盾的主治醫師，也就是林利香老師，縱使她已過世了，我一直心存感激。

她事後告訴我：「想要洗好一口牙，自己先被洗一次，當你親身體驗過當病人的感覺之後，很多細節自然就會注意到了。」

我也確實身體力行，請我同學幫我洗牙。哇呀！不洗不知道，一洗才發現真不是普通的痛。我果真體會到很多可以改進的地方，於是拿起洗牙機及鏡子，自己洗自己的牙（因為不好意思去殘害同學），終於慢慢抓到手感，懂得力道的拿捏與角度的控制就是讓洗牙舒適的關鍵。

或許用「舒適」一詞並不太恰當，我想洗牙的功力再高竿，大概也很難令人舒適，頂多就是不難受吧！

但是光這「不難受」，可能就已足夠讓一票死忠病人殷殷跟隨、矢志不渝。我們不就是在建立這樣的基本盤嗎？而這些人還會幫我們免費宣傳，帶來驚人的無形效益。

我當牙醫師的第一個實戰課程，就是在親身的驗證中完成的，一直到現在，都還受用無窮。

每個行業的從業人員都有應具備的基本功，如果訓練不夠紮實，打底不夠深，後續的技術自然很難精進。有些牙醫師習於把洗牙當成不值一提的小處置，不是草草打發就是推給其他人代勞，我其實不認同這樣的作法，病人也很聰明，懂得在小地方觀察醫師，如果這一關過不了，名氣再大也枉然。

我的第一課，也是職業生涯終生的功課。

當科學遇上玄學

我們這一行，從事的是再實事求是不過的生命科學，但我卻常常碰到科學無法解釋的現象。

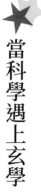

最常出現的就是，同一類型的病人幾乎都在同一天來報到。要做根管治療的，就接連好幾個都是；要洗牙就好幾個都洗牙，要拔牙也是如此；更妙的是，年紀也一樣，老人家就一下子全都是七、八十歲的病人，小朋友就好幾個接著來。

如果你覺得這還不夠玄，還有更離譜的，當天如果有人提早到，就大家一起都提早，有人晚到，就常常大家跟著遲；甚至連取消約診的，也像是大家串通好的一般，一連取消好幾個。

剛開始發現這種巧合時，我和助理都還會調侃：「就算大家一起說好，也沒辦法這麼神吧？」但是當次數越來越多時，我們不得不去想，這真的都是巧合嗎？還是冥冥中有什麼特殊的磁場在操控著這一切？

而令我自己感到更不可思議的是，我常常才想到某一個患者，那個人可能已經很久沒有出現了，竟在一兩天之後就推門進來。我的助理都見證過好多次，比我自己還覺得詫異，可惜這方面的才能無法發揮到簽樂透上，不然我現在應該可以住豪宅、環遊世界去。

這算是一種特異功能嗎？我不知道。

以前在醫院上班的時候，有個不成文的規定，就是不能在科裡吃鳳梨與發糕。我剛聽到時簡直不能相信，醫院居然有這麼迷信的傳統，當時的主任就跟我說：「你可別不信邪，讓你遇上一次就知道。」

他們的說法是，那天只要有人吃鳳梨，晚上值班的醫師就準備不用睡了，因為來掛急診的人會比平常多許多。而且聽說不是只有我們科如此，整個醫院都有這樣的共識，甚至我問其他醫院的同學，也都有類似的禁忌。實在很神奇，怎麼會有這種「放諸四海皆準」的怪事？

因為是禁忌，我根本不敢反骨違逆，也沒看過其他醫師故意唱反調，所以等於完全沒有印證的機會，只能任這樣的論調一直不斷教育著新進的醫師，年復一年。

而且，每年到了農曆七月半，我們科裡都會拜拜，剛開始這也讓我大開眼界，後來才發現，原來別科也都會普渡。我並不是說普渡就是迷信，但這種事出現在醫院這種最講究實證科學的地方，一時間讓我頗感突兀。

我們也不可能當著病人的面拜，所以就必須找一個病人看不到的地方，你能想像一群穿白袍的醫師們，輪番進到技工室的小空間，拿著一柱清香拜拜，是多特別的景象。

我問主任：「拜過好兄弟真的就比較順了嗎？」

他說，順不順他實在無法量化，但或許是心理作用，有拜就會覺得比較安心。因為醫院每天都可能有人歸西，總讓人覺得是比較陰的地方，有沒有一些看不見的東西存在，誰能下定論？反正約定俗成，跟著做就是了。

當了牙醫師十幾年，越來越覺得我們能實際掌握的東西其實不多，很多事情並不是教科書上寫的那樣絕對，更不是你想怎麼樣就能怎麼樣，我們只能盡力做好本職內的事，其餘的就交給天命。

宇宙何其大，我們何其渺小。

堅持寫作人生

不少人對於我在忙碌工作之餘，還能分神寫作這件事，總是感到好奇與不解。我其實也不只一次談過這個問題，這對於愛用文字的我來說，根本不是一件難事。

早在高中時代，我就已經開始寫作，說起來絕對算是個資深文青。當時沒有網路，要發表作品的唯一管道就是投稿到報社，當時我投稿的數量多到連《國語日報》的編輯都認識我了。剛開始還被退了不少稿，到了高三時就幾乎是每投必中，如果去統計那兩年出現最多的作者，我鐵定名列前茅。

在零用錢很匱乏的那個年代，稿費可以讓我買很多喜歡的音樂卡帶，以及看不少早場電影，是一種很不費力的打工方式。

上了大學，我就不太好意思繼續跟《國語日報》騙稿酬了，開始轉向參與校系刊的寫作與編輯，也積極嘗試寫自己的書。其間投了好幾家出版社，都是石沉大海或被退稿。直到大四那年終於有家出版社願意用我的稿子，但等到書出來，又是一年後的事了，不過我還是很感激，至少他們給了我一張門票，一張進入臺灣文壇的門票。

第一本書之後，我大概是平均一年出一本書，過程不能說是篳路藍縷，但也絕非一路順遂。在這裡我不得不提我的一位貴人——曹又方女士，她不但提攜我，也給了我很多次機會。我永遠記得第一次去出版社見她時她給我的鼓勵，她說她覺得我很能寫，要我別擔心銷售的問題，盡力去發揮，庫存的壓力讓他們去扛。

我真的深受感動，只是直到她過世前，我都沒能交給她一張漂亮的成績單，書的銷售始終平平，讓我至今心懷愧歉。

牙醫作家的頭銜沒有幫我加到什麼分。作品不暢銷，再加上我決定自行開業，二〇〇〇年後我就暫停了出書。其實不是不再動筆，只是一直沒有合適的機會，出版市場其實很殘酷，沒有銷量就很難有下一本。少了一個發表的媒介，我當成韜光養晦，但也沒過很久，就有牙醫界的雜誌來向我邀稿，於是我又找到另一個舞臺。

這個專欄我寫得很雜，有討論時事、有執業甘苦談、有旅遊見聞。我雖然寫得很開心，但始終有些遺憾。終於在六年後，我又再度有了出書的機會，只是這次我寫的是牙科保健書。這雖非我最想寫的，但我還是接下了，原因無他，我必須先爭取出書的機會，再伺機寫自己想寫的東西。

之後我又恢復每年一本的出書量，但別人不知道的是，我為了不讓出版社賠錢，總是自己掏腰包買了很多書來捐給圖書館。這種做法在很多人看來可能很不可思議，但我實在不想再把自己出書的路給斷了，唯有找到一個兩相平衡的方式，才能讓我想做的事得以持續。

人的一生總要做些值得自己堅持的事，對我而言這件事就是寫作。能夠不為糊口而寫，不為銷售壓力而寫，我大概是極其少數中的一個。只要還有能力，我會一直寫下去，直到寫不動為止。

現在的我還是持續為一份牙醫界的刊物寫專欄，每天也固定要寫稿，但我從不逼迫自己，有想法時就多寫一些，沒靈感就休息也無所謂，累積到足夠的稿量就準備出版。你也許不相信，這已是我本業工作之外的最大樂趣。

這條路我走得很慢，但登高自卑、行遠自邇，我慢慢走也能走向遠方，走向一個我嚮往的美地。

走向下一站

受邀到一所小學進行演講，這樣的經驗雖非第一次，行前還是讓我緊張了好幾天。

這些年來，我常有機會上Podcast，或許談財經話題、或許宣傳新書、或許談口腔保健相關議題。錄音的時候，關在一個小小的錄音室，面對的是主持人與麥克風，我不會有太大的壓力。關了麥克風，我仍可以跟主持人閒聊幾句，不會有面對一大群人講話的壓力。

但演講可不一樣，不管來的人多人少，總有不少眼睛要盯著我看，偏偏我生性就不是外向的人，當我真的要面對群眾時，本來可以侃侃而談的能力，一下子便七折八扣。

主辦的校護很客氣的對我說：「林醫師，如果來聽講的人不多，希望你不要介意。」

我告訴她：「人少我反而更自在，我並不希望觀眾踴躍，真的。」她很疑惑地看著我，以為我在開玩笑，其實那是我的內心話，從小學開始我就被逼著上臺演講、當國歌指揮，照理說我應該習慣這些場面，但是並非如此。我看過一些教人如何演講的書，但我最終還是覺得，演講需要天分，光是不怯場這件事就不是每個人都能學得來。

要把別人的經驗套用到自己身上，其實不是那麼容易，除非你一直有訓練的機會，否則再多的理論還是留在書本裡，不會變成自己的。

離開學校之後，我就很少上臺演講，面對觀眾的勇氣好像也都慢慢還給了上帝。因為固定出版新書，總會有些廣播通告或演講邀約，我幾乎都只接廣播通告，演講常被我婉拒。除了地點是考量因素（電臺通告幾乎都在臺北，演講則廣布全臺各地），膽子變小才是主因。

怕什麼呢？

怕自己言之無物，浪費大家寶貴時間。

怕議題了無新意，吸引不了聽眾的目光。

怕口條不流利，虐待大家的耳朵。

怕來的人已經夠少了，偏又半途離席，讓主辦單位面子掛不住。

太多的顧慮，讓我始終邁不開那一步，我知道是自己太多慮，卻無法扭轉心態。

年初時，與一家出版社社長談新書企劃，他突然問我：「林醫師有沒有巡迴演講的計畫？這樣可以順便賣書。」我睜大雙眼露出不可置信的表情，彷彿他說的是外星語，他對我如此保守的思維一樣深感詫異。

我雖然持保留態度，這個念頭卻不時在腦中迴盪，後來真的有學校再來邀約時，我決定把它當成年過四十之後的新功課，過了這一關，才能再往前走下去。

校護雖然說來聽講的人可能不多，後來出席的聽眾還是比我預期的要多，為了不讓場面太冷，我還花了一些時間與台下互動，幸好他們都很捧場，沒有讓我難堪，最後的掌聲對我是莫大的鼓舞。

任務圓滿達成，校護跟我說這是她辦過效果最好的一次講座，我不確定那是不是客套話，但心情是愉悅的。她趁熱跟我預約明年的講座，讓我有些為難，因為那又將成為我的另一個壓力。

不過無論如何，我完成了給自己的功課，既然做得到，就不再是障礙。

終於能再走向下一站，是生命最怡人的溫度。

悅讀健康系列 186

與牙共舞：那些病人留在診療椅上的故事

作　　者／林峰丕
選書・主編／潘玉女

業 務 經 理／羅越華
行 銷 經 理／王維君
總　編　輯／林小鈴
發　行　人／何飛鵬
出　　　版／原水文化
台北市民生東路二段141號8樓
電話：02-25007008　　傳真：02-25027676
E-mail：H2O@cite.com.tw　部落格：http://citeh2o.pixnet.net
發　　　行／英屬蓋曼群島商家庭傳媒股份有限公司城邦分公司
台北市中山區民生東路二段 141 號 11 樓
書虫客服服務專線：02-25007718・02-25007719
24 小時傳真服務：02-25001990・02-25001991
服務時間：週一至週五09:30-12:00・13:30-17:00
讀者服務信箱：service@readingclub.com.tw
劃 撥 帳 號／19863813；戶名：書虫股份有限公司
香港發行所／城邦（香港）出版集團有限公司
地址：香港灣仔駱克道 193 號東超商業中心 1 樓
Email：hkcite@biznetvigator.com
電話：(852)25086231　　傳真：(852) 25789337
馬新發行所／城邦（馬新）出版集團
41, Jalan Radin Anum, Bandar Baru Sri Petaling,
57000 Kuala Lumpur, Malaysia.
電話：(603) 90563833　　傳真：(603) 90576622
電郵：services@cite.my

美 術 設 計／劉麗雪
封 面 繪 圖／柯天惠
內 頁 排 版／游淑萍
製 版 印 刷／卡樂彩色製版印刷有限公司
初　　　版／2023年6月8日
初 版 2.5 刷／2024年1月19日
定　　　價／380元

城邦讀書花園
www.cite.com.tw

ISBN　978-626-7268-10-0

國家圖書館出版品預行編目資料

與牙共舞：那些病人留在診療椅上的故事／林峰丕著. -- 初版. -- 臺北市：原水文化出版：英屬蓋曼群島商家庭傳媒股份有限公司城邦分公司發行, 2023.06
面；　公分. --（悅讀健康系列；186）

ISBN 978-626-7268-10-0（平裝）

1.CST: 牙科 2.CST: 醫療服務 3.CST: 通俗作品

416.9　　112000611